子宮内膜症の診かた，考えかた

原田 省 著
鳥取大学副学長
鳥取大学医学部附属病院長

中外医学社

序

　子宮内膜症は謎の疾患 "enigmatic disease" とよばれています．20世紀初頭に Cullen や Sampson が本症の病因解明に取り組んで以来，実に100年の歳月を要してもその本態を解明するに至っていません．近年の分子生物学や遺伝学の技術進歩は目覚ましく，日々新しい成果が生まれ蓄積されてきましたが未だ道半ばと言わざるを得ません．

　子宮内膜症は，慢性疼痛，不妊，チョコレート嚢胞のがん化，妊娠異常などの原因となり，現代女性の QOL を生涯にわたって著しく阻害します．生殖年齢女性のおよそ10％に発生すると推定されていますが，不妊，晩婚化および少子化は女性の生涯月経回数を増加させて発生増加に結びつくと危惧されています．産婦人科医にとっては日常診療で頻繁に遭遇する common disease です．一方で，手術や薬物療法が生殖機能に影響を与えるため，適切な治療選択が女性の reproductive health の維持に重要です．

　本書を執筆した最大の目的は，子宮内膜症の診療や研究に関わる方に，私がこれまでに知り得た情報をわかりやすく短時間で伝えることです．本書が，日本からの新しい研究や治療が生まれるための一助となれば幸いです．

　最後になりますが，多くの先輩と共同研究者のご指導とご協力がなければ本書が生まれることはありませんでした．改めて心から深謝申し上げます．

　2019年3月

原　田　　省

目　次

1 子宮内膜症とは　　1

1　概念 ……………………………………………………………… 2
2　発生部位と病変 ………………………………………………… 2
3　稀少部位子宮内膜症 …………………………………………… 4
　　　腸管内膜症　5／肺・胸膜内膜症　9／膀胱および尿管内膜症　9
4　疫学と発生頻度 ………………………………………………… 13
5　子宮内膜症の推計患者数 ……………………………………… 13
6　子宮内膜症のリスク因子 ……………………………………… 15
7　子宮内膜症の病理 ……………………………………………… 16
　Memo 1　子宮内膜症の自然史 ………………………………… 16
　Memo 2　線維化"fibrosis"に着目した新しい診断基準の提唱 …………… 18

2 子宮内膜症の病因と発生仮説　　21

1　子宮内膜症の歴史 ……………………………………………… 22
　　　Karl Freiherr von Rokitansky　23／
　　　Friedrich von Recklinghausen　23／Thomas Cullen　23／
　　　Robert Meyer　25／John Sampson　26
2　最近の子宮内膜症発生仮説 …………………………………… 29
　Memo 3　Sampson と Johns Hopkins の医師たち …………… 35
　Memo 4　子宮内膜症病変の左右不均衡分布 ………………… 37
　Memo 5　初経前の子宮内膜症と見えない子宮内膜症 ……… 38
　Memo 6　有機塩素系化学物質と子宮内膜症 ………………… 39

i

目次

3 子宮内膜症と子宮腺筋症　43

- 1 子宮腺筋症とは ……………………………………………………… 44
- 2 子宮腺筋症の疫学統計 ………………………………………………… 44
- 3 子宮腺筋症の病理と診断 ………………………………………………… 46
- 4 子宮腺筋症の症状と治療 ………………………………………………… 47
- 5 子宮腺筋症に関する新しい考え方 ……………………………………… 50

　　　不妊と流産との関連　50／子宮腺筋症のサブタイプ　51

4 子宮内膜症の症状　55

- 1 症状と頻度 ……………………………………………………………… 56
- 2 疼痛症状 ………………………………………………………………… 56

　　　月経困難症　56／性交痛　57／排便痛　58／慢性骨盤痛　58

- 3 不妊 ……………………………………………………………………… 58

　　　卵巣・卵管機能の障害　59／免疫異常　61／
　　　腹腔内貯留液（腹水）の影響　61／子宮内膜異常　62

- 4 子宮内膜症と妊娠異常 …………………………………………………… 64
- 5 子宮内膜症のがん化 ……………………………………………………… 65

　　Memo 7 卵巣チョコレート嚢胞のがん化に関する後方視的研究 …………… 68

5 子宮内膜症の診断　73

- 1 問診 ……………………………………………………………………… 74
- 2 内診 ……………………………………………………………………… 74
- 3 超音波断層法 …………………………………………………………… 75
- 4 MRI ……………………………………………………………………… 76
- 5 血液生化学検査 ………………………………………………………… 78
- 6 腹腔鏡・開腹手術所見 ………………………………………………… 78
- 7 進行期分類 ……………………………………………………………… 78

　　　Beecham 分類　79／R-ASRM 分類　79／Enzian 分類　80／

目次

Endometriosis Fertility Index（EFI）　83

Memo 8　CA125 ……………………………………………………… 84

Memo 9　EFI の有用性 …………………………………………… 85

6　子宮内膜症の治療方針　89

1　不妊 ……………………………………………………………… 90

　　薬物療法　90／手術療法　91／不妊の治療方針　92

2　疼痛の治療 ……………………………………………………… 93

3　卵巣チョコレート囊胞 ………………………………………… 94

4　卵巣チョコレート囊胞摘出術と卵巣予備能低下 ………………… 96

5　深部子宮内膜症（deep infiltrating endometriosis：DIE）………… 99

6　長期薬物療法について …………………………………………… 99

　　Memo 10　卵巣チョコレート囊胞の発生機序 …………………… 100

　　Memo 11　子宮内膜症の予防 …………………………………… 102

7　子宮内膜症の治療　107

1　子宮内膜症治療の変遷 ………………………………………… 108

2　手術療法 ………………………………………………………… 110

　　腹膜病変　111／卵巣チョコレート囊胞　111／
　　深部子宮内膜症（DIE）　112

3　薬物療法 ………………………………………………………… 114

　　対症療法　114／ホルモン療法　114

　　Memo 12　OC/LEP の作用機序 ………………………………… 144

　　Mcmo 13　卵巣チョコレート囊胞の吸引・アルコール固定術 ………… 147

　　Memo 14　エストロゲン濃度の閾値に関する仮説 ……………… 148

　　Memo 15　ディナゲスト® 開発秘話 …………………………… 151

iii

目次

8 子宮内膜症の基礎研究 161

1 子宮内膜症研究の歴史 …………………………………………………………… 162

2 性ステロイドホルモンとその受容体 ……………………………………… 163

3 免疫異常 ………………………………………………………………………………… 167

    NK 細胞　167／マクロファージ　167

4 腹腔内環境とサイトカイン …………………………………………………… 168

    IL-8 による子宮内膜症細胞の増殖　168／
    TNFα-NFκB と IL6 および IL-8 産生　171

5 遺伝子異常と変異 ………………………………………………………………… 173

6 バイオマーカーと正所性子宮内膜 ………………………………………… 175

7 エピジェネティクス ……………………………………………………………… 184

8 細胞増殖とアポトーシス ……………………………………………………… 186

9 がん化 …………………………………………………………………………………… 189

    子宮内膜症と発がんリスク　189／卵巣癌の組織型別発生母地　191

Memo 16 子宮内膜症におけるがん関連遺伝子変異 ……………………… 193

    索引 …………………………………………………………………………………… 197

第1章 子宮内膜症とは

1. 概念

子宮内膜症（endometriosis）は，子宮内膜あるいはその類似組織が子宮外で発育・増殖する疾患である ．病理学的には良性であるにもかかわらず，本来は子宮内腔に存在するはずの内膜組織が，子宮外の骨盤腔などで増殖・浸潤し，周囲組織と強固な癒着を形成する．悪性腫瘍の転移にも似た類腫瘍性の性格をもつ奇異な疾患である．

2. 発生部位と病変

子宮内膜症の発生部位としてはダグラス窩周辺が最も多く ，活動性の初期病変の大部分はこの部位に認められる．逆流した月経血は，この部位に

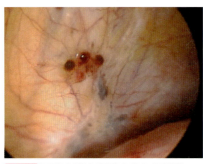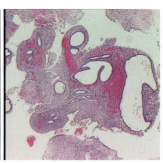

図 1-1 子宮内膜症腹膜病変と組織像
膀胱子宮窩の子宮内膜症腹膜病変: 赤色，黒色，白色病変をすべて含んでいる（左）
組織像: 子宮内膜に類似した腺構造と間質および出血がみられる（右）

表 1-1 子宮内膜症の発生部位

好発	卵巣・子宮漿膜・ダグラス窩・仙骨子宮靱帯・直腸腟中隔・卵管
比較的稀	広靱帯・膀胱・子宮腟部・腟・虫垂・尿路系・大網・皮膚（手術瘢痕部・臍）
稀	肺・胸膜・小腸・筋肉・骨

2. 発生部位と病変

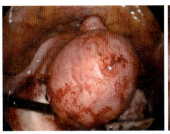 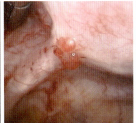 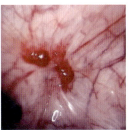
赤色病変

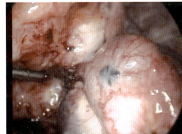 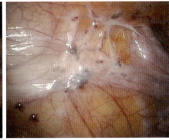
黒色病変　　　　　　　　白色病変

図1-2　腹膜病変

　貯留することから，月経血逆流現象が内膜症発生の一要因であることが推察される．子宮内膜症の病変は，体のほとんどあらゆる部位にできるが，性器外の稀な部位にできたものは稀少部位子宮内膜症とよばれている．

　子宮内膜症の病変としては，腹膜病変，卵巣チョコレート囊胞，深部子宮内膜症（deep infiltrating endometriosis: DIE）などがある．DIEは腹膜表面から5 mm以上浸潤した病変と定義されているが，一般には，直腸やS状結腸，直腸腟中隔，膀胱子宮窩にできる腺筋症様病巣（adenomyosis externa）をさす[1]．

　異所性内膜症組織は正所性内膜と同じレベルではないが，性ホルモンに反応して月経様出血を起こす．その結果，内膜症病変は新旧血液を含んだ大小の血性囊胞を形成する．血液成分の二次変化により壊死組織成分を含んだ凝固血液やヘモジデリン沈着がみられる．

　腹膜病変は数ミリ径の透明，赤色あるいは青黒色の結節（blueberry spot）が主体である 図1-2 Memo 1 ．卵巣に発生した内膜症性囊胞は，血液貯留に伴って破裂・重積を繰り返し徐々に増大する（卵巣チョコレート囊胞）

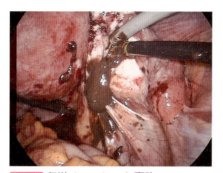
図1-3 卵巣チョコレート嚢胞

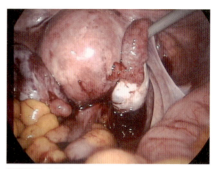
図1-4 癒着病変
左卵巣チョコレート嚢胞とダグラス窩閉鎖

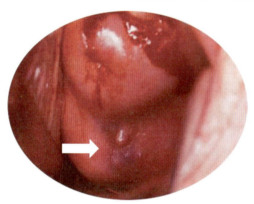
図1-5 深部子宮内膜症病変
後腟円蓋部の病変: 矢印

図1-3．血液成分による刺激によって周囲組織との癒着が形成され 図1-4，病変周囲は線維化・器質化を起こし硬結となる 図1-5．

3. 稀少部位子宮内膜症

　胸腔，尿管・膀胱，腸管および臍などの性器外で比較的稀な場所にできる内膜症を稀少部位内膜症とよぶ．なかでも，腸管と尿路系に多いが，肺，神経，副腎，皮膚，角膜などの報告がある．子宮内膜症患者の1〜12%にみられるといわれ，骨盤内の子宮内膜症を伴わない場合もある[2]．

3. 稀少部位子宮内膜症

 腸管内膜症

　発生部位としては，直腸とS状結腸がおよそ半数を占めている．腸管の病変は，通常は漿膜から筋層に達するが粘膜下や粘膜に達するものは少ない．腸管の狭窄を招くと，腹痛，下痢，下血，腹部膨満などの症状が出現して，腸閉塞を起こすこともある．重症例には腸切除が必要となる 症例1 ．

症例1　腸管子宮内膜症の症例
45歳　2妊2産（帝王切開術2回）

【現病歴】

2000年	月経痛を主訴に鳥取大病院婦人科を初診した．NSAIDsにて外来で経過観察とした． 亜イレウスを繰り返し，当院消化器内科にて薬物治療が行われた．
2005年12月〜	LEPを処方開始して，月経痛は軽快した．
2010年8月〜	受診を中断した．
2012年2月	月経痛が再燃したため，当科を再受診した．子宮筋腫および右卵巣チョコレート嚢胞と診断した．臍部と左上腹部皮膚に，月経時に疼痛が増強する病変を認め，稀少部位子宮内膜症を疑った．
2012年5月	ミレーナ®挿入により，月経痛は軽快した．
2013年10月	腹痛と嘔気を主訴とするイレウス症状のため入院し，保存的治療を受けた．
2013年11月	イレウス症状の増悪により，再入院となった．

【入院後の所見】

骨盤MRI検査（2012.05） 図1-6

　右卵巣に3cm大のチョコレート嚢胞と子宮前壁などに複数個の筋腫核を認めた．

腹部X線検査 図1-7

　腹単でイレウスに特徴的な腸管拡張像とニボー所見があった 図1-7a ．

　消化管透視検査では回腸に2カ所の狭窄部位がみられた 図1-7b ．

手術

　消化器外科にて，回腸部分切除術が行われた．

回腸末端から 40 cm の部位とその口側 10，20 cm に拘縮が認められ，この部分を含めておよそ 20 cm の回腸を切除した 図1-7c ．
摘出標本と病理 図1-8
　回腸漿膜から筋層内にかけて，子宮内膜に類似する高円柱上皮からなる腺腔が不規則に増生している．

【術後経過と薬物療法】
　術後経過は順調で，現在までイレウス症状は出現していない．
　臍部および皮膚子宮内膜症の疼痛が増悪したことと 図1-9 ，腸管内膜症の再発予防を目的として術後 1 カ月よりジエノゲスト服用を開始した．
　投与 3 カ月後には，腫瘤は軟化し，疼痛はほぼ消失した．現在まで，不正子宮出血，肝機能異常，骨塩量低下などの副作用は認めていない 図1-10 ．

【まとめ】
　本症例はイレウス症状を繰り返して，その後症状が増悪して腸管切除に至った症例である．腸管子宮内膜症はかならずしも月経と症状が一致しないことも多く診断が遅れる．腹痛やイレウス症状を繰り返す時は，腸管子宮内膜症を鑑別診断にあげる．

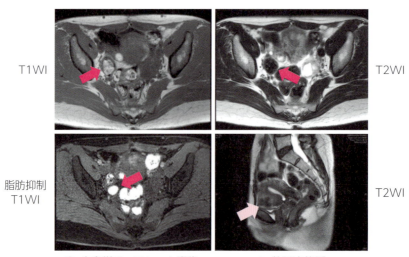

図 1-6 ■ 骨盤部 MRI

↑：右卵巣チョコレート嚢胞　　↑：筋層内筋腫

3. 稀少部位子宮内膜症

図 1-7 ■ 腹部 X 線検査画像と術中所見

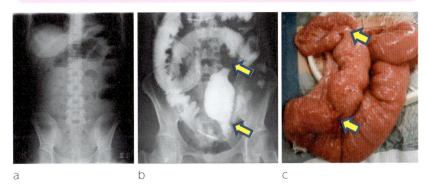

a　　b　　c

図 1-8 ■ 摘出標本と病理組織像

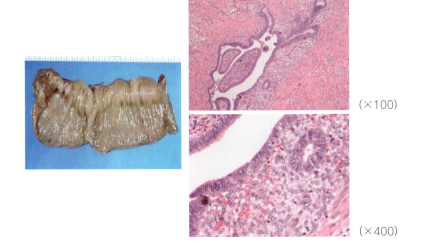

(×100)

(×400)

図 1-9 ■ 皮膚に発生した稀少部位子宮内膜症

皮膚: 左上腹部の月経時疼痛と拍動感を伴う 1 cm 大の硬結

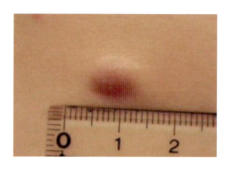

図 1-10 ■ 血清 CA125 値と月経時 VAS

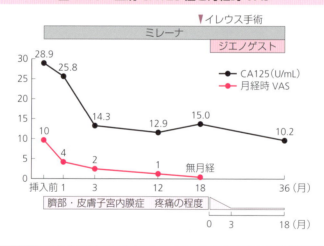

3. 稀少部位子宮内膜症

肺・胸膜内膜症

　肺や胸膜の子宮内膜症は右側に好発する．肺内膜症の90％は右側と報告されている．病変が肺に浸潤すると，月経時に血痰や喀血を起こす．胸腔の内膜症では，月経随伴気胸が80％であり，月経随伴血胸が14％，月経随伴の喀血が5％と報告されている．

　月経随伴気胸は，月経開始の72時間以内に起こる繰り返す気胸と定義される．本症も90％が右側に起こる．その理由としては，横隔膜の小孔を通して逆流月経血が胸腔内に移植されるという説が有力である．横隔膜内膜症も，その90％が右側にできることから，腹腔内での貯留液の流れが関係している可能性が指摘されている Memo 2 ．

膀胱および尿管内膜症

　尿路系の子宮内膜症のおよそ8割が膀胱内膜症であり，尿管内膜症が1割とされている．膀胱内膜症はDIEの一つと考えられる．また，尿管内膜症には重症の卵巣子宮内膜症を合併していることが多い．

　膀胱内膜症の症状としては，尿意切迫，頻尿，恥骨上の痛みなどがあげられる．手術による摘出術が行われてきたが，最近ではプロゲスチンによる長期の薬物療法が行われている症例もある 症例2 ．

　尿管内膜症は稀であり，子宮内膜症病変の中の0.3％という報告がある．病変は片側であることが多く，左側が多い．症状としては，血尿，側腹部痛，背部痛などであるが，症状は必ずしも月経と関連性があるわけではない．

症例2　　　　　　　　　　　　　　　　**膀胱子宮内膜症**

36歳　2妊2産

【主訴】月経時の排尿痛

【月経歴】30日周期，順調，月経痛なし

【現病歴】

▌2006 年より月経後の排尿痛および尿意切迫感を自覚していた.

▌2008 年 1 月　月経周期に一致した膀胱痛と尿道痛を主訴に鳥取大病院泌尿器科を初診した.
膀胱鏡検査では，後壁に約 3 cm 大の血管に富む粘膜下腫瘍を認め 図1-11a ，症状が月経周期と一致していたことから婦人科を紹介された.

▌2008 年 2 月　婦人科初診時は月経後の尿道と膀胱痛が VAS10，月経痛スコア 3-1（表7-3 ）であった.

【治療経過】

初診時検査

内診所見に異常はなかった.

経腟超音波検査で膀胱後壁に 24×22 mm の腫瘤性病変を認めた 図1-11b .

骨盤 MRI 検査

膀胱子宮窩左側から粘膜面にかけて 28×12×28 mm の T2 強調画像で低信号を呈し，T1 強調画像で低信号を主体として内部に小さな高信号を伴う腫瘤を認め，膀胱子宮内膜症を疑う 図1-12 .

CA125　20.8 U/mL　尿潜血（＋）　尿細胞診: class I

治療経過

膀胱子宮内膜症と診断して，ただちにジエノゲスト 2 mg/日による治療を開始した．投与 1 カ月後には尿意切迫感は改善して，4 カ月後には疼痛が消失した．性器出血は毎月少量の月経様出血を認めた.

投与 1 年後には，頭痛・ほてりの低エストロゲン症状が出現したため 1 mg/日に減量した．自己判断で途中で休薬したが，症状が再燃したため 1 mg/日を継続している 図1-13 .

投与後の MRI により腫瘤サイズを計測すると軽度の縮小がみられた 図1-14 .また，投与 8 年後に骨量測定を行ったが正常範囲内であった.

【まとめ】

膀胱子宮内膜症は，本症例のように排尿に伴う痛みがあることから泌尿器科を受診する患者が多い.

その結果，膀胱鏡検査で膀胱腫瘍と診断され，月経周期との関連がある場合は婦

人科に紹介される．

　子宮前面と膀胱子宮窩に子宮内膜症病変を伴うことが多く，ここから膀胱壁への進展が疑われる．

　これまでは，手術療法が第1選択であったが，薬物療法によって手術が回避される例が出現している．

図1-11 ■ 画像検査所見

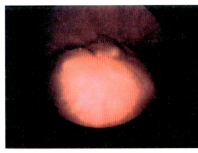

a 膀胱鏡

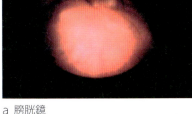

b 経腟超音波像
膀胱後壁に 2.4×2.2 cm の腫瘤

図1-12 ■ 初診時 MRI 像

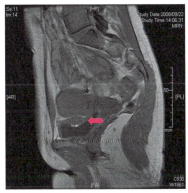
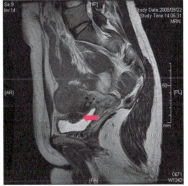

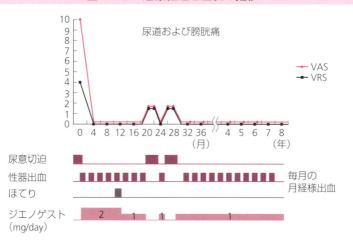

図 1-13 ■ 治療経過と症状の推移

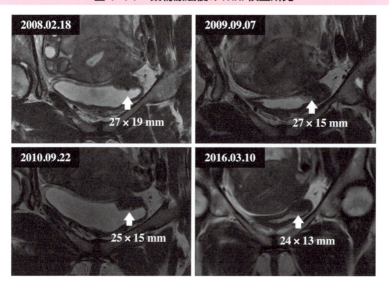

図 1-14 ■ 薬物療法後の MRI 検査所見

4. 疫学と発生頻度

　子宮内膜症は，一般に初経後から発生し，40歳代後半の閉経期を迎えると減少することから，その発生には卵巣ホルモンであるエストロゲンが大きく関与する（エストロゲン依存性疾患）．本症は生殖年齢女性のおよそ10%に存在し，近年，発生頻度の増加が指摘されている[3]．子宮内膜症という病気そのものが増加していることや，腹腔鏡やMRIなどの内膜症の確定診断技術が進歩したために発生頻度が増加していることも考えられる．子宮内膜症の確定診断は直視下に行うこととなっているため，開腹あるいは腹腔鏡下手術が行われないと診断がつかない．したがって，子宮内膜症に関する疫学的研究は母集団を限定して行われるため，報告者によりその発生頻度に大きな差がみられる．

5. 子宮内膜症の推計患者数

　日本産科婦人科学会では，2014年に子宮内膜症の推計患者数を調査した．

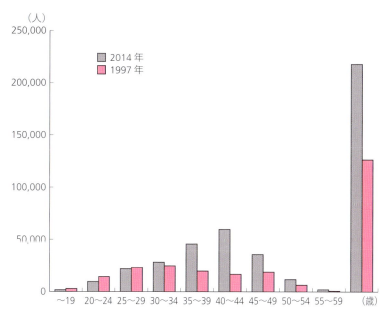

図1-15 子宮内膜症の受療患者数 1997 vs 2014

ある特定の日に疾病治療のために，すべての医療施設に入院あるいは通院または往診を受けた患者数と人口10万人との比率を「受療率」という．2014年の受療した推計患者数は222,000人であった．一方，同様の調査は1997年にも行われており，当時の受療患者数は128,000人であった 図1-15 ．両者を比較すると，患者数はおよそ2倍近くに増加している．ただし，受療患者には初診も再診も含まれている．この増加の理由としては，子宮内膜症という疾患が増加している，疾患に対する理解が進んで受診者が増えた，治療薬が増えたことから本症と診断されて治療される患者が増えたことなどが考えられる．

両年の患者年齢分布を比較すると，患者数のピークが1997年では35歳から39歳であるのに対して，2014年では40歳から44歳に移動している．2008年以降，本邦では長期に使用できるホルモン製剤が発売されて治療期間が伸びていることや卵巣チョコレート嚢胞のがん化が危惧されて長期のフォローアップが行われるようになったことが原因と推測される．

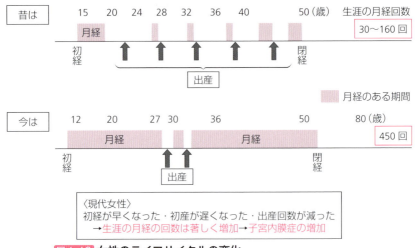

図1-16 女性のライフサイクルの変化
(堀口雅子．避妊法の基礎知識　リプロダクティブヘルス/ライツと避妊．臨婦産．2000; 54: 864-71 より改変)

6. 子宮内膜症のリスク因子

　本症の増加は，子宮内膜症という病気が認識されてきたことや，超音波検査やMRIなどの画像診断技術の著しい進歩，腹腔鏡関連機器のめざましい発達による診断率の向上が寄与しているであろう．一方で，晩婚化や晩産化と少子化による現代女性の生涯月経回数の増加も大きな要因と推察される 図1-16 ．

　これまでに報告されている疫学的なデータを 表1-2 にまとめた．初経が早く経産回数が少ないと本症発症のリスクが上がる．月経血逆流現象が発症のキーファクターと考えると，月経回数が多くなる現代女性のライフスタイルは子宮内膜症のリスクを上げていると考えざるを得ない．

　家族歴があると本症発生のリスクが上昇する．1親等内に本症患者があると，そのリスクはおよそ5倍になるといわれている．BMIの上昇は月経異常などと関連することから，排卵や月経回数が減少して子宮内膜症のリスクが減ると考えられる．

表1-2　子宮内膜症のリスク因子

月経・妊娠関連		子宮内膜症リスク
	経産数	↓↓
	初経が早い	↑
	月経周期が短い	↑
	月経期間が長い	↑
身体的特徴		
	家族歴がある	↑
	BMIが高い	↓
	ソバカスがある	↑
	母斑がある	↑
個人的嗜好		
	飲酒	↑
	ダイエット	不明
	喫煙	影響なし
	定期的な運動	↓

7. 子宮内膜症の病理

　子宮内膜症病変の定型的組織所見は，子宮体部内膜の上皮細胞と間質細胞からなる基本構造を認めることである．腺は立方円柱上皮または扁平な円柱上皮からなり，正常内膜腺と同様に絨毛を有することもある．間質は必ず存在するわけではなく，上皮のみを認めるものや，平滑筋線維を伴うこともある．ホルモン作用により，腺腔内や周囲間質への出血，色素沈着をみる．病変は二次的に周囲の炎症を伴い，結合織の増生と好中球，リンパ球，形質細胞，マクロファージが集積する．

　子宮内膜症の病理診断は，出血や組織変性を呈する非定型例が多く容易ではない．チョコレート嚢胞内の病変は，内膜上皮や間質細胞をともに欠くことも少なくなく，コイル状動脈と出血，色素沈着やマクロファージの存在をもとに診断される．最近では，子宮内膜症の病変に必ず観察される線維化"fibrosis"に着目して，「子宮内膜の間質や上皮を観察することができる線維化病変」と定義することが提唱されている Memo 2 ．

　内膜症組織は性ホルモンの影響で変化するが，正所性内膜に比べてエストロゲンおよびプロゲステロン受容体発現が異なり，その反応性も異なる．

Memo 1　子宮内膜症の自然史

　子宮内膜症は，生殖年齢にあるうちは徐々に進行し悪化していくと推測されているが，ヒトで子宮内膜症の自然経過を観察することは困難である．しかし，過去の薬剤開発臨床試験の中でプラセボ投与群に割り振られた症例においても，6カ月間の間隔をおいて投与前と投与後に腹腔鏡検査が繰り返し行われた．この成績をまとめると，内膜症病変が悪化した例が29％，不変31％，改善したものが40％であった メモ表 1-1 ．この変化を病変の種類によってみると，改善や悪化をみたものは腹膜病変が多く（RFS 進行期Ⅰ，Ⅱ），卵巣チョコレート嚢胞や癒着病変に変化は少なかった（RFS 進行期Ⅲ，Ⅳ）．したがって，腹膜病変は消失あるいは軽快や悪化を繰り返しながら徐々に深部病変や癒着を形成

して進行していくものと推測される メモ表1-2 .

　腹膜病変は，その色調によって赤色，黒色，白色病変と分類されている．腹膜病変の色調と年齢の関係について調査した報告がある[4]．透明の腹膜病変が主体の患者の平均年齢は，およそ 20 歳代前半であり，赤色病変が主体の患者年齢は 25 歳ごろで，黒色病変が主体の患者は 30 歳前後であった メモ図1-1 ．腹腔病変の色調は透明→赤→黒→白と変化していくものと考えられる．

メモ表1-1 子宮内膜症病変の自然経過

Study	悪化		不変		改善		[消失]	
Thomas EJ, 1987	47%	(8)	24%	(4)	29%	(5)	[17%	(3)]
Telimaa S, 1987	25%	(4)	63%	(10)	19%	(3)	[13%	(2)]
Cooke ID, 1989	47%	(8)	24%	(4)	29%	(5)	[18%	(3)]
Mahmood TA, 1990	64%	(7)	9%	(1)	27%	(3)	[9%	(1)]
Overton CE, 1994	27%	(4)	20%	(3)	53%	(8)	[NR]	
Sutton CJ, 1997	29%	(7)	42%	(10)	29%	(7)	[4%	(1)]
Harrison RF, 2000	9%	(4)	28%	(12)	63%	(27)	[44%	(19)]
TOTALS, n=144	29%	(42)	31%	(44)	40%	(58)	[22%	(29)]

メモ表1-2 プラセボ群における AFS 進行期の変化

AFS 進行期	初回検査			セカンドルック		
	A	B	total	A	B	total
病変なし	—	—	—	18	—	18
Ⅰ	32	0	32	20	2	22
Ⅱ	5	8	13	—	4	4
Ⅲ	6	2	8	5	2	7
Ⅳ	—	9	9	—	10	10

（A: Harrison R, et al. Fertil Steril. 2000; 74: 24[5]，B: Abbott J, et al. Fertil Steril. 2004; 82: 878[6]）
A，B の論文では進行期の人数が詳細に報告されていた

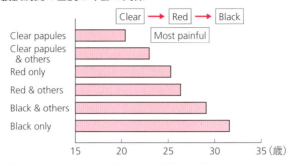

メモ図1-1 腹膜病変の色調と年齢の関係

対象は17歳から52歳の子宮内膜症患者172人
腹膜病変の種類および色と年齢との間に関連がみられた
(Redwine DB, Fertil Steril. 1987; 48: 1062-3[4])

Memo 2

線維化 "fibrosis" に着目した新しい診断基準の提唱

　イタリアのVigano と Vercellini のグループは子宮内膜症の病変に常にみられるfibrosis を用いた新しい診断定義を提唱している[7] メモ図2-1．これまでの子宮内膜症の定義は「子宮内膜の上皮と間質細胞が異所性に存在する」というものであった．しかしながら，深部子宮内膜症では上皮組織はみられるが周りの間質は乏しく，卵巣チョコレート囊胞では間質細胞はあるが上皮組織ははっきりしないことが多い．

　一方で，平滑筋構造と線維化は常に観察されることから，この線維化を主な特徴と捉えて"a fibrotic condition in which endometrial stroma and epithelium can be identified"「子宮内膜の間質や上皮を観察することができる線維化病変」と定義することを提唱している．

　主な理由として，動物モデルを用いた子宮内膜症の病因研究において線維化の評価を根付かせること，現在の定義で上皮と間質の存在を必須としていることから起こる診断の偽陰性を減らすこと，線維化を治療のターゲットにするこ

となどをあげている．

また，Guoは子宮内膜症研究が長年にわたって行われ，指数関数的に学術論文の数は増えているにもかかわらず，本症の診断マーカーも臨床進行期さえも有用なものが得られていないし，薬剤に関する臨床試験もその多くが失敗している．この根本的な理由がそもそもの定義が間違っていると考えたほうがよいとして，Viganoらのfibrosisを用いた新しい診断定義を支持している[8]．

子宮内膜症では，周期的な出血が起こり，反復する組織破壊と修復（repeated tissue injury and repair: ReTIAR）がfibrosisを起こすと提唱している．

線維化にはTGFbeta刺激によるEMT（epithelial mesenchymal transition）やFMT（fibroblast-to-myofibroblast transdifferentiation）が起こり，細胞の収縮やコラーゲン産生が増加し，SMM（smooth muscle metaplasia）の増加が関係する．

線維化の観点から子宮内膜症をみると，子宮内膜症病変の発育・進展の全体像が見えてきて，子宮内膜症の自然史が理解され治療につながると提唱している[8]．

メモ図2-1 Myofibroblastの存在と線維化の進展を解説するための病理学的モデル

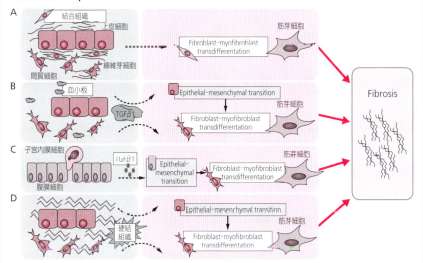

EMT，FMT，コラーゲン増加，その結果による線維化は子宮内膜症細胞と，TGFbeta（B，C），血小板（B），硬結組織のマトリックス（D）の存在によって起こる．周囲の結合織（A）や中皮間隙（C）でも同様の現象が報告されている．
(Vigano P, et al. Hum Reprod. 2018; 33: 347-52[7])

📚 文献

1) Koninckx PR, et al. Deep endometriosis: definition, diagnosis, and treatment. Fertil Steril. 2012; 98: 564-71.
2) Veeraswamy A, et al. Extragenital endometriosis. Clin Obstet Gynecol. 2010; 53: 449-66.
3) Vercellini P, et al. Endometriosis: pathogenesis and treatment. Nat Rev Endocrinol. 2014; 10: 261-75.
4) Redwine DB, et al. Age-related evolution in color appearance of endometriosis. 1987; 48: 1062-3.
5) Harrison R, et al. Efficacy of medroxyprogesterone treatment in infertile women with endometriosis: a prospective, randomized, placebo-controlled study. Fertil Steril. 2000; 74: 24.
6) Abbott J, et al. Laparoscopic excision of endometriosis: a randomized, placebo-controlled trial. Fertil Steril. 2004; 82: 878.
7) Vigano P, et al. Time to redefine endometriosis including its pro-fibrotic nature. Hum Reprod. 2018; 33: 347-52.
8) Guo SW. Fibrogenesis resulting from cyclic bleeding: the Holy Grail of the natural history of ectopic endometrium. Hum Reprod. 2018; 33: 353-6.

第2章 子宮内膜症の病因と発生仮説

1. 子宮内膜症の歴史

　子宮内膜症という疾患は古くから認識されていた．17世紀後半には，現在から考えると子宮内膜症らしき疾患がヨーロッパの医学論文に記載されている．しかしながら，その症状や病変がはっきりと認識されたのは19世紀後半になってからである．エーテル麻酔が発明され開腹手術が頻繁に行われるようになって，さらに顕微鏡による病理組織診断が行われることで初めて正確な記述が可能となった．

　1860年頃には，Rokitanskyによって子宮内膜組織が異所性に存在することが報告された．発生病因としては，von Recklinghausenのウォルフ管起源説が初期の仮説である．その後，ドイツの病理学者Mayerや米国の産婦人科医Cullenらによって提唱された腹膜からの化生説（metaplasia theory）が続く．そして，米国の産婦人科医Sampsonは，逆流した月経血が腹膜に移植されるという移植説（implantation theory）を唱えた．これらが2大仮説として存在し，未だに結論は得られておらず，一つの仮説ですべての症例を説明することはできていない．近年の疫学的研究からは，月経の回数が多くなると子宮内膜症発症のリスクが高まり，月経血逆流現象がキーファクターとなることに異論はないと考えられる．また，幹細胞（stem cell）の概念が登場して，本症発生に関与するとの報告もある．

　今では子宮内膜症と子宮腺筋症を別の病態として取り扱っているが，子宮内膜組織が異所性に存在することが初めて認識された黎明期にあっては，これらの疾患の区別はなく同じ疾患として捉えられていた．ここでは，なるべく子宮腺筋症と子宮内膜症の違いもわかるように，歴史にそって発生仮説を振り返ってみる．

1. 子宮内膜症の歴史

Karl Freiherr von Rokitansky（1804〜1878） 図2-1

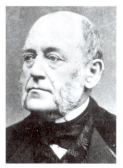

図2-1 Rokitansky

オーストリア，ウィーンの著名な病理学者であるRokitanskyは，1860年に初めて子宮と卵巣に子宮内膜上皮と間質が異所性に存在すること（子宮内膜症と子宮腺筋症）を病理学的に記載した．現在の定義にそった子宮内膜症の発見および同定といえる．彼はこの病変を，良性であるが腫瘍性病変と考えてそれまで使い慣れた「sarcoma」あるいは「cystosarcoma」と記載した．しかしながら，その発生病因には言及しなかった[1,2]．

Friedrich von Recklinghausen（1833〜1910） 図2-2

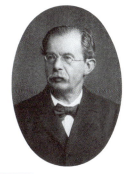

図2-2 Recklinghausen

子宮内膜症の発生病因に関する仮説を最初に提唱したのはRecklinghausenである．それまでは，この奇妙な異所性子宮内膜の起原は感染や炎症と推測されていた．Recklinghausenは，子宮腺筋症や子宮内膜症様病変を報告したが，これらの組織の由来を胎生期器官であるウォルフ管の遺残であると考えた（Wolffian body theory）．著明な病理学者であったRecklinghausenの影響もあって，その後，病変は「adenomyomata」とよばれる．

　　　　胎生期のウォルフ管に由来するこの説は後に否定されたが，胎生期のミューラー管遺残説は今でもダグラス窩深部子宮内膜症の発生起源と考える研究者もある．

Thomas Cullen（1869〜1953） 図2-3

米国Jhons Hopkins病院の産婦人科医Cullenは，世界で初めて婦人科病理学研究室を設立した．子宮内膜症と子宮腺筋症の臨床像および病理像を最初に系統的に捉えたパイオニアである．彼は，1882年に最初の典型的な子宮腺

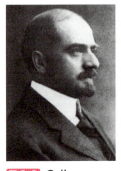

図2-3 Cullen

筋症症例について，その病理形態と重症の月経困難症を呈するなどの臨床像を詳細に記述した．肥厚した子宮筋層内に子宮内膜組織が存在することを観察して，「adenomyoma」とよんだ．この単語からも，彼は異所性子宮内膜の存在を腫瘍性病変と考えていることがわかる．

Cullenは世界的に有名であったRecklinghausenの発表から3年後の1895年に，子宮腺筋症が子宮内膜から連続的に発生しているという「mucosal theory」を発表した．子宮内膜から連続する病変がウォルフ管由来であることはあり得ないので，Recklinghausenの説は否定された．

Cullenの最も有名な論文中の図では，いわゆる子宮腺筋症だけでなく，卵管，卵巣表面，腸管，仙骨子宮靱帯，ダグラス窩の深部，臍などの病変が描かれている．彼は「diffuse adenomyoma」とよび，子宮腺筋症と子宮内膜症の

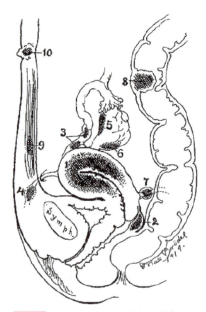

図2-4 Cullenによる病変の分布図
(Cullen TS. The distribution of adenomyoma containing uterine mucosa. Arch Surg. 1920; 1: 215-83)

1. 子宮内膜症の歴史

区別をしていない[2]．もう一つの特徴は，図中に腹膜病変や卵巣チョコレート嚢胞は記載されていないことである 図2-4 ．

Robert Meyer（1864〜1947） 図2-5

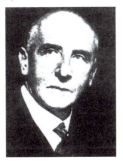

図2-5 Meyer

Meyerは病理学をRecklinghausenの下で学んだ．1898年ロシアの婦人科医であるIwanoffは，ミューラー管，卵巣表層上皮，腹膜は胎生期の体腔上皮（coelomic epithelium）由来であることから，これらの組織が変化する（化生）ことで異所性に子宮内膜組織ができると考えた．

Meyerは子宮を再手術した患者の検体で，子宮外の骨盤内で絹糸の結紮糸周囲に子宮内膜上皮組織を発見した．彼は，当時の呼び名である「adenomyoma」は，炎症が及んだ組織における上皮の浸潤であり，一種の治癒過程と考えた．さらに，顕微鏡観察で中皮から子宮内膜上皮への移行部を観察したことで本仮説を確信した[3,4]．後に，米国の著明な産婦人科医であるEmil Novakも本説を指示した．

炎症などの刺激によって二次的に子宮内膜症が起こるという化生説は，移

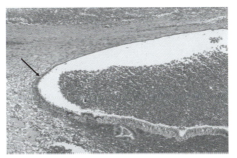

図2-6 化生説を示唆する病理組織像
嚢胞を形成した卵巣皮質の表層上皮から連続性に子宮内膜の腺上皮に移行している像（矢印は移行部）
(Honda R, Katabuchi H. Pathological aspect and pathogenesis of endometriosis. In: Harada T, ed. Endometriosis pathogenesis and treatment. Springer Japan; 2014. p.9-18)

植説では説明できない子宮内膜症を理解する上で有用である 図2-6 .

John Sampson（1873〜1946） 図2-7

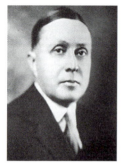

図2-7 Sampson

米国の産婦人科医であるSampsonは,「endometriosis」という言葉を1925年の論文で初めて使ったことから,子宮内膜症の父とよばれている[5,6].Sampsonは,自らが命名した卵巣チョコレート囊胞（chocolate cyst）と腹膜病変について,その臨床像と病理像を明らかにした 図2-8 .その中で,現在でも最も広く受け入れられている月経血逆流による移植説を提唱した.「endometriosis」は,「endometrium」すなわち子宮内膜に起源を求めるSampsonの基本的な概念が込められた病名といえる.

彼は,Johns Hopkins大学を卒業して,同病院でCullenのもとで産婦人科レジデント教育を受けた後,Albanyで開業した後Albany大学で手術や教育・研究に従事した.Sampsonが,子宮内膜症の概念を打ち

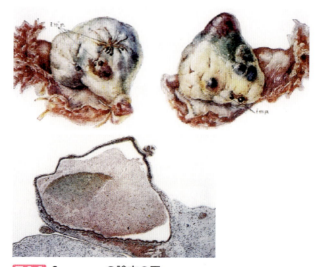

図2-8 Sampsonの論文の図
(Sampson JA. Endometrial carcinoma of the ovary, arising in endometrial tissue in that organ. Arch Surg. 1925; 10: 1-72)

1. 子宮内膜症の歴史

立てる上で，当時の米国で子宮内膜症と腺筋症についての第一人者であり友人でもあった Cullen の影響を大いに受けたことは間違いない．

1921 年の論文では，23 例の術中所見と病理像について報告している．月経時に手術をした際に腹腔内を観察して，卵巣チョコレート嚢胞がしばしば破裂して出血していることを観察した．そこで，破裂した内容液中の内膜組織が月経時にもれ出て骨盤内に広がると考えた（first theory）．つまり，腹膜病変は卵巣チョコレート嚢胞の内溶液中にある異所性の子宮内膜組織が播種することでできると考えた[7]．

しかしながら，その後，腹膜病変を有しているものの卵巣が正常であるとか，卵巣摘出後に腹膜病変を有する症例があったこと，月経時に手術した際に卵管から月経血が逆流していることに気づいたこと，月経時に摘出した卵管中に子宮内膜組織が観察されたこと，290 例以上に及ぶ子宮内膜症症例のほとんどで卵管疎通性が確認されたことなどから，逆流した月経血が腹膜病変の起源と考えるに至った．さらに，手術創における子宮内膜症の報告や動物を使った子宮内膜移植実験が報告されていることも彼の仮説を裏付けるものであった[8]．

1927 年に記念すべき子宮内膜症移植説の論文が American Journal of Obstetrics and Gynecology 誌に掲載された 図2-9 ．卵管から逆流した月経血に含まれる子宮内膜組織が腹膜へ移植することを提唱した有名な論文である．これが現在でも子宮内膜症の発生メカニズムとしてもっとも有力とされている子宮内膜移植説（Sampson theory）である 図2-10 ．

Original Communications[*]

PERITONEAL ENDOMETRIOSIS DUE TO THE MENSTRUAL DISSEMINATION OF ENDOMETRIAL TISSUE INTO THE PERITONEAL CAVITY

By John A. Sampson, M.D., Albany, N. Y.

(From the Gynecologic and Pathologic Departments of the Albany Hospital and the Albany Medical College)

図2-9 **子宮内膜症移植説の論文**

(Sampson JA. Am J Obstet Gynecol. 1927; 14: 422-69)

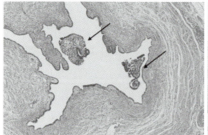 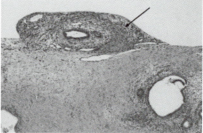

図 2-10 移植説を示唆する病理組織像
A: 卵管内に浮遊する子宮内膜組織片，B: 腹膜表面に接着した子宮内膜症病変
(Honda R, Katabuchi H. Pathological aspect and pathogenesis of endometriosis. In: Harada T, ed. Endometriosis pathogenesis and treatment. Springer Japan; 2014. p.9-18)

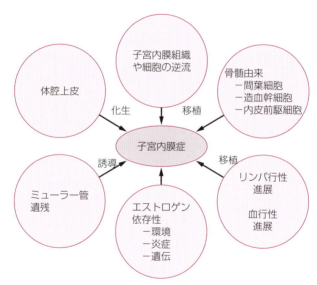

図 2-11 子宮内膜症の発生病因に関する最近の仮説
(Burney RO, et al. Pathogenesis and pathophysiology of endometriosis. Fertil Steril. 2012; 98: 511-9 より改変)

　一方で，先天的に子宮を欠損する症例にも内膜症が発生することが報告されている．このような例は，腹膜が何らかの刺激によって子宮内膜に化生するという化生説によってのみ説明されている．

2. 最近の子宮内膜症発生仮説

　子宮内膜症の発生仮説としては，移植説が最も有力であるが，移植説だけでは説明できない部分を補足する化生説も捨てがたい．子宮内膜症が発生する最も初期の段階でどのようなメカニズムで病変が形成されていくのか，その詳細は示されていない．

　子宮内膜症の発生病因に関する最近の説をまとめた 図2-11 ．移植説や化生説の他には，古いものではミューラー管遺残説がある．直腸腟の深部子宮内膜症はミューラー管の遺残組織が子宮内膜に分化すると考えられている．Donnez らは，腹膜病変は移植，卵巣チョコレート囊胞は化生，深部子宮内膜症はミューラー管遺残と異なる機序によると提唱している 図2-12 ．

　最近では，骨髄由来の幹細胞が内膜症発生に寄与するという説がある．骨髄

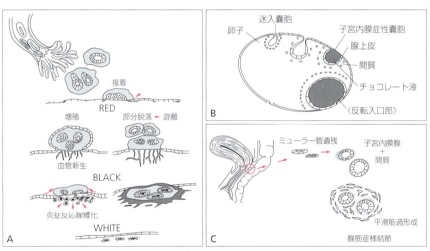

図2-12　Donnez らによる子宮内膜症の発生機序
A：腹膜病変は卵管から逆流した月経血に含まれる内膜組織が移植することによって発生する
B：卵巣チョコレート囊胞は，表層上皮が迷入して（inclusion cyst）化生を起こすことで発生する
C：深部子宮内膜症（DIE）は，ミューラー管の遺残組織（mullerian remnants）に由来して腺筋症様の結節ができる（adenomyotic nodule）

(Nisolle M, Donnez J. Peritoneal endometriosis, ovarian endometriosis, and adenomyotic nodules of the rectovaginal septum are three different entities. Fertil Steril. 1997; 68: 585-96)

表2-1 子宮内膜症の発生と月経血逆流現象 （Retrograde Menstruation: RM）

1．月経血逆流現象（RM）は75〜90％の女性にみられる[10,11]
2．初経が早い，月経周期が短い，過多月経の女性で頻度が高い[12,13]
3．月経流出路奇形の患者で発生頻度が高い[14]
4．月経血が貯留する部位にみられる頻度が高い[15]
5．月経中の腹腔内から採取された子宮内膜細胞が培養でき，腹膜中皮に接着浸潤する[16,17]
6．月経組織を皮下に注入してヒトに内膜症ができた[18]
7．子宮内膜凝固術後には再発がない[19]

由来の造血幹細胞が子宮内膜に取り込まれて内膜組織の一部に組み込まれることが証明されている．実験的にマウスモデルの子宮内膜症組織中においても骨髄幹細胞由来の細胞が上皮細胞に変化したことが報告されている[9]．

　発生仮説を考える上で月経血逆流現象と子宮内膜症の発生との関連が強く示唆される 表2-1 ．月経血の逆流現象はほとんどの女性で観察されることがわかっている．また，多くの疫学的調査からは，初経が早い，月経周期が短い，月経持続日数が長い，経妊回数が少ないことなどは子宮内膜症発生のリスクファクターとなることが示唆されている．すなわち，月経回数が多くなるにつれて子宮内膜症の発生頻度が上がる．したがって，Sampson によって初めて報告された月経血の逆流現象は子宮内膜症発生のキーファクターと考えられている．

症例 1

男性に発生した子宮内膜症

40 歳　男性

【既往歴】　喘息，高血圧，BMI 35.7

【現病歴】

　間欠的な右腹部から側腹部に放散する疼痛を主訴に総合診療医を受診した．

　痛みは持続する鈍痛があり，間欠的に強くなる．受診前3日間は腹部の不快感が増強した．

　前週は喘息発作があり高用量ステロイド療法が行われた．

　排尿障害，下痢，排便時の出血や痛みはなかった．

骨盤部 CT および MRI 検査で精管由来の腫瘤と診断された 図2-13 .

【手術時所見】

診断的な腹腔鏡検査が行われ，直腸前方で膀胱から続く腹膜下にある腫瘤が確認された．術式が開腹手術に変更されて，膀胱や前立腺ではなく右精細管に接した腫瘤が触れた．右精細管を剥離して，9.0×5.6×5.3 cm，125 g の腫瘤を摘出した．囊胞内には茶褐色の内容液を含有していた．

【術後診断と経過】

摘出組織の病理診断は子宮内膜症であった 図2-14a ．また，免疫染色が行われており，エストロゲン，プロゲステロン受容体共に陽性であり，CK7 染色は強陽性であった 図2-14b, c, d ．

患者は術後腹痛が完全に消失した．

【考察】

本症例では男性の精管近傍に子宮内膜症が発生した．子宮が存在しない男性に子宮内膜症が発生したことから，最も広く受け入れられている月経血逆流による子宮内膜移植説は否定される．そこで，ミューラー管の遺残組織にエストロゲンや炎症刺激が働いて子宮内膜への誘導が起こる機序が考えられている．

これまでに報告のあった 17 例がまとめられている 表2-2 ．ほとんどの症例でエストロゲン過剰の状態が長期間続いたことや，手術などによる炎症刺激がリスク因子としてあげられる．男性では，ミューラー管は抗ミューラー管ホルモンの作用で胎児期に退縮する．通常はミューラー管は完全に萎縮するが，射精管と精管の間にミューラー管由来の細胞が稀に遺残する可能性が考えられる．この細胞がエストロゲンや炎症刺激により子宮内膜に分化すると推測される．過去の 17 例もほとんどが射精管と精管近傍に発生していることからも胎生組織の遺残に起源を求めることができる．

女性の子宮内膜症の発生仮説は移植説が有力であるが，さまざまな症例や部位にできるすべての子宮内膜症を一つの仮説で説明することはできない．移植説，化生説そして胎生組織遺残説それぞれが正しく，一つにすることはできないと言わざるを得ない[20]．

図 2-13 ■ 骨盤部 CT および MRI

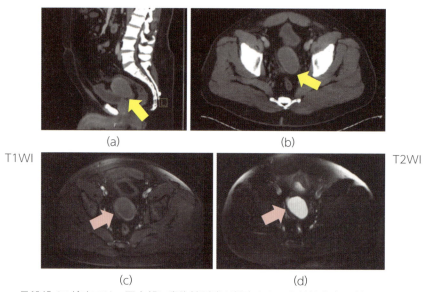

骨盤部 CT 検査では，正中部に囊胞性腫瘤が観察され，右精管由来と考えられた（a，b 黄色矢印）．MRI では，右の射精管近傍の腫瘤と診断された（c，d ピンク矢印）．
(Rei C, et al. Case Rep Obstet Gynecol. 2018: 2083121[20])

2. 最近の子宮内膜症発生仮説

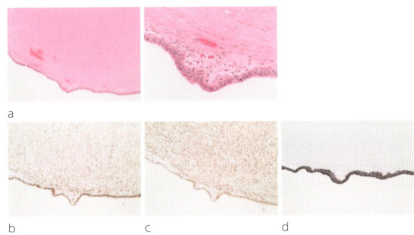

図 2-14 ■ 摘出標本の病理組織像

a: HE 染色，子宮内膜上皮層と間質を認める（×100，×200），
b: エストロゲン受容体染色，c: プロゲステロン受容体染色，
d: CK7 染色
(Rei C, et al. Case Rep Obstet Gynecol. 2018: 2083121[20])

表2-2 男性に発生した子宮内膜症の報告

報告者	年齢	リスク因子	発生部位
Beckman, et al	78	長期のエストロゲン療法	前立腺　urethral crest
Gonzalez, et al	52	肝硬変，スピロノラクトン投与，鼠径ヘルニア2回	膀胱漿膜に接する右鼠径部
Fukunaga	69	前立腺癌に対する9年のホルモン療法，1年の放射線と化学療法	左　paratestis
Giannarini, et al	27	記載なし	左精巣上体
Young and Scully	82	前立腺癌に対する3年間のDES治療	精巣上体尾部近傍
Jabr and Mani	52	肝がん後の肝硬変，鼠径ヘルニアに対するメッシュ手術	右膀胱から鼠径部
Martin and Hauck	83	前立腺癌に対するTACE療法	下腹部腹壁
Oliker and Harris	80	長期のホルモン療法	膀胱
Pinkert, et al	50	前立腺癌に対するTACE療法	膀胱三角部潰瘍と筋層
Tulunary, et al	43	精巣鞘膜の明細胞癌	左 paratestis
Schrodt, et al	73	前立腺癌治療	尿管膀胱移行部
Simsek, et al	49	鼠径ヘルニア手術　3回	精管
Taguchi, et al	74	前立腺癌手術，GaRHaとEE 5年間	左尿管口
Zamecnik and Hostakova	27	肥満，BMI 31	精巣鞘膜の中皮嚢胞
Scully		前立腺癌に対するホルモン療法	陰嚢
Scully		前立腺癌に対するホルモン療法	陰嚢
Rei, et al	40	肥満，BMI 35.7	右精管

(Rei C, et al. Case Rep Obstet Gynecol. 2018: 2083121[20]の文献を改変)

Memo 3

Sampson と Johns Hopkins の医師たち

　米国の産婦人科医 John Albert Sampson（1873～1946）は endometriosis の名付け親であり，子宮内膜症の父とよばれている[6] メモ図3-1 ．1927 年に彼が提唱した「月経血逆流による子宮内膜移植説」は，現在，最も広く認められている[21]．

　Sampson は，New York 近郊に生まれ，創立間もない Johns Hopkins 大学を卒業し，同病院でレジデントとして産婦人科医のスタートを切った．当時の Johns Hopkins 病院には，初代教授 Howard Kelly や Thomas Cullen 助教授などの現代婦人科学を築いた巨匠たちが在籍していた．彼は，この著名な指導者たちの下で 5 年間のレジデントを終え，1905 年に Albany という町で開業した．ただし，開業医といっても Albany Hospital で手術などの診療を行い，1911 年には Albany Medical College の教授になっている[5]．

　当時の医療状況をみると，エーテル麻酔が開発されて長時間の手術ができるようになり，外科手術の夜明けとよべる時代であった．婦人科領域では，子宮全摘出術が行われ，良悪性疾患を問わず強力な治療手段となった．Howard Kelly 教授は，婦人科手術で全米に名が通っており，William Osler らと並んで Johns Hopkins の Famous Four とよばれていた．Johns Hopkins は婦人科手術のメッカであったといえる．

　婦人科病理学も黎明期であり，当時の婦人科医は手術術式と同様に病理診断による婦人科疾患の病態について強い関心を持っていた．子宮腺筋症について，子宮内膜の直接浸潤説を提唱した Thomas Cullen は，世界で初めて Johns Hopkins に婦人科病理学研究室を立ち上げた．Cullen は Sampson の指導医であり，生涯の友人であった．しかし，Cullen は子宮内膜症を腫瘍性病変と考えており，adenomyoma とよんでいた．Endometriosis という語は，endometrium（子宮内膜）に由来するという Sampson の考えが強く反映されている．Sampson の身近にいた Johns Hopkins の Cullen も Emil Novak も移植説ではなく，むしろ化生説を信じていたようである．

　Sampson は子宮内膜症の正体を突き止めるために，月経中に手術を繰り返し

行った．月経中に手術した患者では，卵巣チョコレート囊胞が，しばしば破綻しており，そこからは古い月経血様のものが漏れていることに気づいた．卵巣チョコレート囊胞は，子宮内膜と同じように月経時に出血を繰り返す組織であり，そこから漏れた内膜が腹膜病変を作ると考えた．これが，Sampson の first theory とよばれるものである[7]．

しかしながら，その後卵巣チョコレート囊胞が存在しない腹膜子宮内膜症の患者がいること，月経血が腹腔内にしばしば逆流していること，月経時に卵管膨大部を縛ってから子宮全摘すると卵管内に子宮内膜が観察されること，腹膜病変の分布は子宮体癌の播種様式に類似していることなどから，腹膜病変の起源は逆流した子宮内膜であると結論した[8]．子宮内膜症の移植説は，Johns Hopkins で学んだ当時最新の手術手技と病理学的知識を駆使することで Sampson という天才医師が全生涯をかけて成し遂げたといえる．

メモ図3-1 Sampson と愛車・愛犬

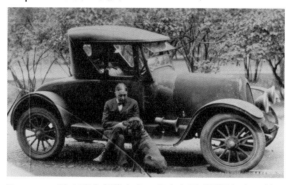

Sampson は 1920 年代からこの車を長く愛用した．新しい車を勧められたが，愛犬が乗りたがらないのでこの古い車に乗りつづけた．一生を独身で通し，お金にはあまり興味がなく貧しい患者からは手術料を取らず，逆に入院費を肩代わりもした．Sampson は卓越した手術技術を持っており，多くの患者から慕われていた．
(Clement PB. Int J Gynecol Pathol. 2001; 20: 86-101[5])

Memo 4 子宮内膜症病変の左右不均衡分布

　子宮内膜症の発生機序には，主なものとして移植説，化生説，胎生組織の遺残説などがある．なかでも移植説が最も広く受け入れられており，その根幹は月経血の逆流現象である．腹腔内に逆流した血液に含まれる子宮内膜組織が移植されるとすると，逆流血が溜まりやすい腹腔内で最深部のダグラス窩周辺に病変が多いことは理解しやすい．同様に，種々の部位の子宮内膜症について左右の分布差が検討されている[22]．

　放射性核種を用いた検討では，腹水は腹腔内で時計回りに循環していることが示されている[23]．また，腹腔内においては貯留液（腹水）が溜まりやすい場所が存在する．子宮内膜症病変は骨盤の前方と後方では後方に多く，左右の比較では，腹膜病変は左，チョコレート囊胞は左，仙骨子宮靱帯や腸管などの深部病変は左，横隔膜や肺・胸膜は右に多い メモ図4-1．これらの所見は，解剖学的に逆流月経血が貯留しやすい部位に子宮内膜症病変が発生しやすいことを示唆しており，移植説を支持する成績である．

メモ図 4-1　子宮内膜症病変の不均衡分布

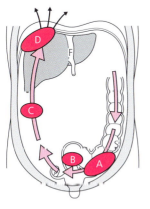

腹水は腹腔内を時計回りに循環する．
そのため，A〜D の部位に貯留しやすい．

A: S 状結腸（S）により貯留する部位
　　左卵巣，左仙骨子宮靱帯，左尿管

B: ダグラス窩
　　直腸，腟（後方に多い）

C: 回盲部
　　回腸末端，虫垂

D: 横隔膜下〔肝鎌状靱帯（F）による貯留〕
　　右横隔膜，右肺・胸膜

Memo 5

初経前の子宮内膜症と見えない子宮内膜症

初経前の子宮内膜症

　月経が発来する初経前の子宮内膜症が報告されている．乳房発育 Tanner I-III の 6 カ月以上の慢性骨盤痛を有する 8 歳から 13 歳の 5 人の女子で初経前の子宮内膜症が診断された[24]．いずれも月経流出路の奇形はなく，月経血逆流による移植説は当てはまらない．これらの症例の病変は透明ないし赤色病変であり，組織生検では間質は存在するが内膜上皮はなく，血管新生やヘモジデリン沈着などがみられた．全ての症例で外科的切除が行われ，術後に症状の改善が得られた．その中の 2 例は再発して 2 回目の腹腔鏡が施行され，子宮内膜腺上皮と間質が存在し内膜症と診断された．その後も同様の症例が報告されている．

　この初経前の子宮内膜症の発生病因についてはいくつかの仮説が提唱されている．まず，母親のエストロゲンあるいは内因性のエストロゲンによって新生児期の子宮出血が逆流して腹膜に移植されるというものである．この場合は，ただちに子宮内膜症となるのではなくて休眠状態にありその後のホルモン刺激により活性化される．また，間葉系の幹細胞が子宮内膜症の発生に関与することが提唱されており，新生児期の逆流血中の幹細胞が初経前や思春期の内膜症の起源となると考えるものもある[25]．153 例の新生児を対象とした研究では，5.3％に肉眼的な性器出血が見られ，ヘモグロビン反応でみると 61.3％が陽性で潜在出血が疑われた．出血は生後 5 日目ごろにあり 3 日ほど続いた[26]．このような出血に含まれる幹細胞から初経前あるいは思春期の子宮内膜症が発生する可能性がある．

　一方で，36 例の胎児剖検例から 4 例で直腸腟中隔，ダグラス窩周辺，子宮後面などに子宮内膜が異所性に認められた[27]．したがって，胎児期の器官形成時に子宮内膜の原基が異所性に存在して，それが思春期以降に産生されるエストロゲンに刺激されて子宮内膜症が発生するという仮説もある．

見えない顕微鏡的子宮内膜症 invisible microscopic endometriosis（IME）

　子宮内膜症患者では，一見正常に見える腹膜に顕微鏡的に子宮内膜症が診断

されるIMEが報告されている．Murphyらは，20人の患者で25％にみられたとしている[28]．これは開腹手術時の所見であり，これまでに報告された中で最も高い頻度である．その後の報告では腹腔鏡が用いられているためか，6〜13％程度であった．RedwineはIMEは存在しないと主張している．彼の主張は，ビデオカメラを通さずに腹腔鏡で接写して腹膜を接眼で観察することで正常の腹膜と子宮内膜症の初期病変と考えられるものとは区別できると主張している[29]．

一方で，Khanらは腹腔鏡で正常であった腹膜を免疫染色と組織学的に検索して，子宮内膜症患者では15.2％，子宮内膜症のない患者では6.4％にIMEがみられたと報告した[30]．この論文はRedwineによってレビューされており，同論文と同じ号にCommentaryが付けられている[31]．その中で，まず腹腔鏡による観察が1〜2cmの接写で行われていないことや正常の腹膜の定義が甘いことなどが指摘されている．確かに，腹腔鏡の接写による詳細な観察によってIMEの頻度は減るものと予想されるがゼロになることはないように考えられる．IMEの存在あるいは発生機序を理解することは，Khanらが述べているように子宮内膜症の発生病因の証明にも関わる[32]．移植説から考えても，目に見えないような小組織あるいは幹細胞が接着，発育，浸潤するとすると，初期病変を腹腔鏡で捉えることは不可能であろう．子宮内膜症患者の腹腔内のどこに，どの程度の頻度で見つかるのか？　薬物療法を受けるとどう変わるのか？　腹膜病変の消退や発育との関係は（ **Memo 1** 参照）？　などの多くの疑問が残されている．

Memo 6

有機塩素系化学物質と子宮内膜症

環境汚染物質がホルモン作用を有しており，環境ホルモンが子宮内膜症などのホルモン依存性疾患の発生増加に関連することが指摘されている．サルや齧歯類の実験成績から子宮内膜症とダイオキシンの関連が指摘されたが，ヒトや

他の有機塩素化合物では研究結果が一致していなかった．これまでに行われた疫学研究の成績が一定しないのは，研究の間で解析方法や対象の差異が大きく，化学物質の同定や濃度測定に差があることに起因すると指摘されている．エストロゲンとプロゲステロンの作用はマトリックスメタロプロテアーゼシステムを介することで，環境物質が子宮内膜症浸潤に影響するとされている．2017年までに発表された論文がシステマティックレビューされて17論文が抽出され，環境ホルモンと子宮内膜症の関連についてメタアナリシスが行われた[33]．

システマティックレビューの結果は，有機塩素系化学物質曝露と子宮内膜症発生の関連は中等度の信頼度で有意と結論された．疾患発症リスクの推定値としては，オッズ比 OR（95%CI）はダイオキシンが 1.65（1.14; 2.39）（n=10） メモ図6-1 ，ポリ塩化ビフェニル（polychlorinated biphenyls: PCBs）1.70（1.20; 2.39），有機塩素系農薬（organochlorine pesticides: OCPs）1.23（1.13; 1.36）であった．ただし，この結果は研究の間の差異が多いことや，サンプルサイズが小さいことから注意をもって受け止めねばならない．また，中等度の信頼度ということは今後の質の高い研究の蓄積が必要であると結論されている．

メモ図6-1 ダイオキシンと子宮内膜症の発生に関するメタアナリシス

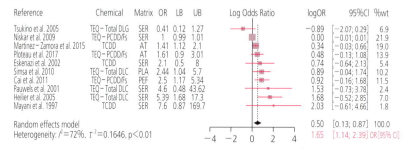

AT: adipose tissue（脂肪組織），DLC: dioxin-like compounds（ダイオキシン様物質），LB: confidence interval lower bound（信頼区間下限），PEF: peritoneal fluid（腹水），PLA: plasma（血漿），SER: serum（血清），UB: confidence interval opper bound（信頼区間上限），%wt: percentage of study weight in the meta-analysis（メタアナリシスでの占有率）

文献

1) Batt R, editor. A history of endometriosis. Springer; 2011.
2) Nezhart C, et al. Endometriosis: ancient disease, ancient treatments. Fertil Steril. 2012; 98: S1-62.
3) Hudelist G, et al. The migrating adenomyoma: past views on the etiology of adenomyosis and endometriosis. Fertil Steril. 2009; 92: 1536-43.
4) Benagiano G, et al. Who identified endometriosis? Fertile Steril. 2011; 95: 13-6.
5) Clement PB. History of gynecological pathology. IX. Dr John Albertson Sampson. Int J Gynecol Pathol. 2001; 20: 86-101.
6) Sampson JA. Inguinal endometriosis (often reported as endome- trial tissue in the groin, adenomyoma in the groin, and adenomyoma of the round ligament). Am J Obstet Gynecol. 1925; 10: 462-503.
7) Sampson JA. Perforating hemorrhagic (chocolate) cysts of the ovary. Am J Obstet Gynecol. 1921; 2: 526-33.
8) Sampson JA. The development of the implantation theory for the origin of peritoneal endometriosis. Am J Obstet Gynecol. 1940; 40: 549-57.
9) Sasson I, et al. Stem cells and the pathogenesis of endometriosis. Ann N Y Acad Sci. 2008; 1127: 106-15.
10) Halme J, et al. Retrograde menstruation in healthy women and in patients with endometriosis. Obstet Gynecol. 1984; 64: 151-4.
11) Liu DT, et al. Endometriosis: its association with retrograde menstruation, dysmenorrhoea and tubal pathology. Br J Obstet Gynaecol. 1986; 93: 859-62.
12) Cramer DW, et al. The relation of endometriosis to menstrual characteristics, smoking, and exercise. JAMA. 1986; 255: 1904-8.
13) Darrow SL, et al. Menstrual cycle characteristics and the risk of endometriosis. Epidemiology. 1993; 4: 135-42.
14) Olive DL, et al. Endometriosis and mullerian anomalies. Obstet Gynecol. 1987; 69: 412-5.
15) Jenkins S et al. Endometriosis: pathogenetic implications of the anatomic distribution. Obstet Gynecol. 1986; 67: 335-8.
16) Kruitwagen RF, et al. Retrograde seeding of endometrial epithelial cells by uterine-tubal flushing. Fertil Steril. 1991; 56: 414-20.
17) Witz CA, et al. Whole explants of peritoneum and endometrium: a novel model of the early endometriosislesion. Fertil Steril. 1999; 71: 56-60.
18) Ridley JH, et al. Experimental endometriosis in the human. Am J Obstete Gynecol. 1958; 76: 783-9.
19) Bulleetti C, et al. Endometriosis: absence of recurrence in patients after endometrial ablation. Hum Reprod. 2001; 16: 2676-9.
20) Rei C, et al. Endometriosis in a man as a rare source of abdominal pain: A case report and review of the literature. Case Rep Obstet Gynecol. 2018: 2083121.
21) Sampson J. Peritoneal endometriosis due to the menstrual dissemination of endometrial tissue into the peritoneal cavity. Am J Obstet Gynecol. 1927; 14: 422-69.
22) Bricou A, et al. Peritoneal fluid flow influences anatomical distribution of endo-

metriotic lesions: why Sampson seems to be right. Eur J Obstet Gynecol Reprod Biol. 2008; 138: 127-34.

23) Vercellini P, et al. Asymmetry in distribution of diaphragmatic endometriotic lesions: evidence in favour of the menstrual reflux theory. Hum Reprod. 2007; 22: 2359-67.

24) Marsh EE, et al. Endometriosis in premenarcheal girls who do not have an associated obstructive anomaly. Fertil Steril. 2005; 83: 758-60.

25) Brosens I, et al. Endometriosis: a life cycle approach? Am J Obstet Gynecol. 2013; 209: 307-16.

26) Kaiser R, et al. Incidence and intensity of uterine bleeding in the neonate. Geburtshife Frauenheilkd. 1974; 34: 644-8.

27) Signorile PG, et al. Ectopic endometrium in human foetuses is a common event and sustains the theory of müllerianosis in the pathogenesis of endometriosis, a disease that predisposes to cancer. J Exp Clin Cancer Res. 2009; 28: 49.

28) Murphy AA, et al. Unsuspected endometriosis documented by scanning electron microscopy in visually normal peritoneum. Fertil Steril. 1986; 46: 522-4.

29) Redwine DB. Invisible Microscopic Endometriosis: a review. Gynecol Obstet Invest. 2003; 55: 63-7.

30) Khan K, et al. Occult microscopic endometriosis: undetectable by laparoscopy in normal peritoneum. Hum Reprod. 2014; 29: 462-72.

31) Hopton EN, et al. Eyes wide shut: the illusory tale of 'occult' microscopic endometriosis. Hum Reprod. 2014; 29: 384-7.

32) Khan K, et al. Visible and invisible endometriosis. In: Harada T, editor. Endometriosis Pathogenesis and Treatment. Tokyo: Springer Japan; 2014.

33) Cano-Sancho G, et al. Human epidemiological evidence about the association between exposure to organochloride chemicals and endometriosis: systematic review and meta-analysis. Environ Int. 2019; 123: 209-23.

子宮内膜症と子宮腺筋症

1. 子宮腺筋症とは

　子宮腺筋症（adenomyosis）は，異所性子宮内膜組織を子宮筋層内に認める場合に用いる疾患名であり，広義の子宮内膜症に属すると考えられていた．歴史的に子宮内膜症が初めて発見された1900年代の初め頃は，子宮内腔以外の場所に子宮内膜を認める際にadenomyomaとよんで，現在の子宮内膜症と子宮腺筋症の両方を区別していなかった（図2-4 Cullenの図）．その後，Sampsonによってendometriosisの疾患名が提唱されたが，病変の部位を特定することはされなかった．そこで，以前は骨盤内の内膜症が外性子宮内膜症とよばれていたのに対して，腺筋症は内性子宮内膜症と呼称されていた．

　子宮腺筋症の発生機序は未だ不明であるが，腺筋症と子宮内膜組織との接合部が認められることがあり，子宮内膜組織が筋層内に直接侵入することによって本症が発生するとしたCullenの説（direct extension theory）が広く受け入れられてきた．子宮内膜との関係性が直接的であることや，病変が子宮に限定されることから子宮腺筋症とよんで子宮内膜症とは別に取り扱われている．

　子宮腺筋症は性成熟期から更年期にかけて好発し，子宮内膜症に比べてその発症年齢はやや高齢層に偏っている．すなわち，腺筋症症例は40歳代にピークがあり，不妊症の合併は子宮内膜症に比較して少なく，経産婦に多いといわれている．子宮腺筋症の確定診断は組織診断により行われ，その発生頻度は病理学的にどこまで詳細に検索されたかに左右されるため，子宮摘出標本の10〜50％と報告によって大きなばらつきがある．一般に，卵巣子宮内膜症と同時に子宮摘出術が行われた症例に本症は高頻度に認められ，子宮内膜症との合併頻度は高い．

2. 子宮腺筋症の疫学統計

　2014年の日本産科婦人科学会生殖・内分泌委員会の報告によると，子宮腺筋症の受療患者数は131,946人であり，平均年齢は43歳であった ．これまでの報告と同様に，平均年齢は子宮内膜症より高く月経困難症を訴える割合も多かったが，不妊の率が高かったことが着目される．また，受療率のピークは40歳代の後半にあり，子宮筋腫や子宮内膜症を合併する例も多かっ

2. 子宮腺筋症の疫学統計

表 3-1 子宮内膜症と子宮腺筋症の受療患者数

	子宮内膜症	子宮腺筋症
受療患者数*	222,218	131,946
1,000 人あたり	7.1	4.2
年齢（y）	38.4±8.0	43±6.3
初経（y）	12.2	12.3
月経困難症（％）	56.2	62.9
性交痛（％）	18.6	19.4
不妊症（％）	14.0	16.3
診断時年齢（y）	34.4	38.2

* 受療患者数: ある特定の日に疾病治療のために，すべての医療施設に入院あるいは通院，または往診を受けた患者数．

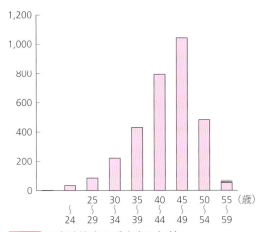

図 3-1 子宮腺筋症の受療率と年齢

た 図3-1, 2 ．

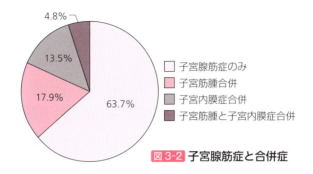

図 3-2 子宮腺筋症と合併症

3. 子宮腺筋症の病理と診断

　子宮はびまん性に腫大するが，筋腫を合併しない症例では手拳大まで，正常子宮の2倍までのものが多く，小児頭大以上の大きさになることは稀である．子宮筋層内に病巣があるため，筋層は肥厚し，特に子宮後壁に好発することから後壁の肥厚が著明となり，弾性に富んでいる．割面は全体として境界不明瞭，桃赤色で海綿状あるいは渦巻状を呈し，筋層内のところどころに斑点状の新鮮あるいは慢性出血巣を認める ．

　典型的な病歴と内診で妊娠を合併しないびまん性で弾性のある子宮腫大を触れれば，子宮腺筋症を推定する．診断の際にもっとも注意すべきものは子宮筋腫との鑑別であるが，超音波断層法 図3-4 や MRI 図3-5 などの画像診断がきわめて有用である．子宮筋腫は筋腫核を形成するのに対して，腺筋症の多

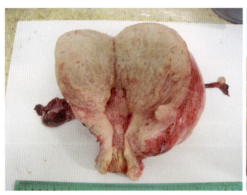
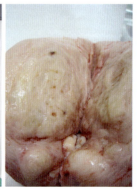

図 3-3 子宮腺筋症の摘出標本

4. 子宮腺筋症の症状と治療

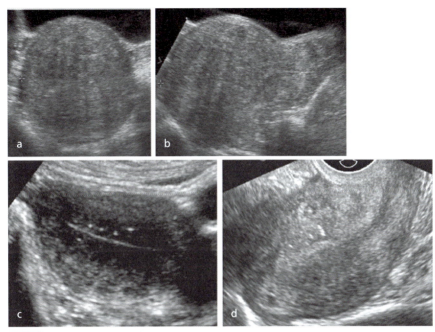

図 3-4 子宮腺筋症の超音波所見
a, b: 球状の子宮と子宮筋の非対称的な肥厚
c: 子宮内膜と筋層境界層（junctional zone）の肥厚
d: 子宮内膜下の高輝度の筋状エコ
(Levy G, et al. Diagn Interv Imaging. 2013; 94: 3-25[1])

くは筋層内にびまん性に存在するため腫瘤を形成しないことが多く，一般に筋腫と腺筋症とは超音波で容易に鑑別できる．しかしながら，腫瘤形成型の腺筋症では超音波上の鑑別は難しい．

4. 子宮腺筋症の症状と治療

腺筋症の主要な症状は月経困難症と過多月経である．月経困難症は，月経開始直前から月経期にかけての激しい骨盤痛であり，発作性で間欠的であることが多い．腺筋症患者のおよそ3分の1が無症状であり，3分の1が過多月経を，残りの3分の1が月経困難症あるいは子宮出血を訴える．

子宮腺筋症の疼痛症状には鎮痛剤などの対症療法を行い，過多月経による

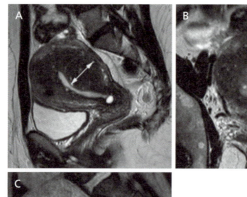
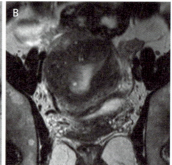
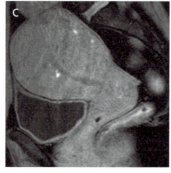

A，B：T2強調画像
C：T1強調脂肪抑制画像
(Benagiano G, et al. The pathophysiology of uterine adenomyosis: an update. Fertil Steril. 2012; 98: 572-9)

子宮腺筋症のMRI診断基準[1]
・Junctional Zone（JZ）の肥厚＞12 mm（Aの矢印，B）
・JZの肥厚と筋層の厚みの比が＞40〜50％（A，B）
・T2強調画像およびT1強調脂肪抑制画像で高輝度の病巣（C）

図3-5 子宮腺筋症のMRI所見

貧血に対しては鉄剤を投与する．GnRHアゴニスト療法は使用中は月経が消失することから，症状は緩和されるが根治にはならず症状の再発は避けられない．

　最近では，プロゲスチンであるジエノゲストが子宮腺筋症の疼痛と出血症状の管理に用いられている．子宮内膜症に対する治療薬として2008年に発売されたが，その鎮痛作用が着目されて，2017年には子宮腺筋症にも適応を取得した．プラセボ対照の無作為化比較試験が行われて，子宮腺筋症による疼痛をスコア化して比較すると，ジエノゲスト投与群で有意に低下した．さらに，疼痛スコアが消失したのはジエノゲスト投与群で61.8％でありプラセボの6.1％に比較して有意であった 図3-6 ．ただし，子宮が新生児頭大に腫大して

4. 子宮腺筋症の症状と治療

- 試験デザイン：ランダム化二重盲検多施設共同プラセボ対照並行群間比較試験
- 対象・方法：子宮腺筋症患者 67 例にジエノゲスト 2mg/ 日またはプラセボを 1 日 2 回に分け 16 週間経口投与
- 有効性評価項目：疼痛スコアが 0 となった患者の割合を評価した

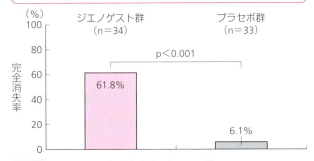

図3-6 疼痛スコア完全消失率（16 週時）

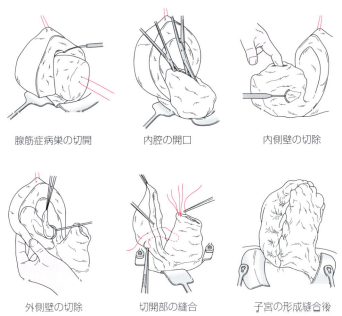

図3-7 子宮腺筋症病巣の摘出術
(Nishida M, et al. Conservative surgical management for diffuse uterine adenomyosis. Fertil Steril. 2010; 94: 715-9)

いる例や貧血の既往（Hb 8 g/dL 以下）のある症例には重度出血の可能性があるため禁忌となっている．

　腺筋症に対する唯一の根治療法は子宮摘出術である．最近では，晩婚・晩産化の影響により子宮の温存を望む女性が多く，腺筋症の病巣摘出術が行われている．本邦でも最も多数例を手がけている西田正人先生の術式を示す図3-7．西田氏は，2002年から2016年の15年間に1,444例の腺筋症核出術を施行して206例に251妊娠が成立した．しかしながら，流産などを除いた妊娠124例中5例に子宮破裂が起こっている．疼痛改善効果は確実だが，再発や子宮破裂の可能性があり慎重に考慮されるべき治療法である．

5. 子宮腺筋症に関する新しい考え方

不妊と流産との関連

　これまで子宮腺筋症は経産婦に多発する疾患と考えられてきたが，非侵襲的な超音波検査や MRI 検査の発達によって子宮腺筋症が診断されるようになって，腺筋症と不妊や流産との関連が指摘されている．子宮腺筋症と不妊との関連を示唆する報告を 表3-2 にまとめた．

　子宮腺筋症患者の体外受精・胚移植による妊娠成績を，腺筋症のないものと比較すると腺筋症患者では妊娠率が低下するという報告が多く，流産率も高いことが示されている 図3-8．

表3-2 子宮腺筋症と不妊との関連を示唆する臨床報告

1．JZ の異常と妊娠率低下の関連[2～3]
2．腺筋症の摘出術後あるいは GnRH アゴニスト治療後の妊娠成立の報告[4～7]
3．子宮内膜症手術後妊娠率が腺筋症合併例で低かった[8]
4．体外受精成績（IVF/ICSI）が腺筋症症例で不良である[9～12]
5．妊娠初期流産が多い[9,13]
6．ヒヒでの原発不妊の報告[14]

5. 子宮腺筋症に関する新しい考え方

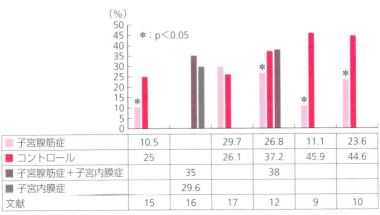

■ 子宮腺筋症	10.5		29.7	26.8	11.1	23.6
■ コントロール	25		26.1	37.2	45.9	44.6
■ 子宮腺筋症＋子宮内膜症		35		38		
■ 子宮内膜症		29.6				
文献	15	16	17	12	9	10

図3-8 子宮腺筋症患者の体外受精成績（継続妊娠率％）

 子宮腺筋症のサブタイプ

　子宮腺筋症は病変の筋層内への広がり具合によってびまん型と腫瘤型に分類されてきたが 図3-9 ，最近，日本のグループが MRI によって4つのサブタイプへのグループ分けを提唱した 図3-10 ．この中で，Extrinsic（外因性）とよばれるものは，ほとんどが後壁に発生しており卵巣チョコレート嚢胞の合併率が高く，子宮内膜に由来すると思われる Intrinsic（内因性）や Intramural（筋層内）タイプとは違って，子宮内膜症が子宮外から子宮筋層内に進展したものと推測されている．この研究成績は子宮腺筋症の発生機序を説明する上

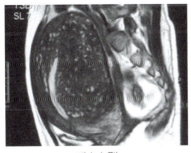
びまん型

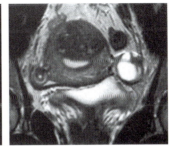
腫瘤型

図3-9 子宮腺筋症のびまん型と腫瘤型

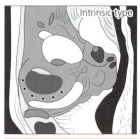 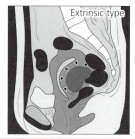 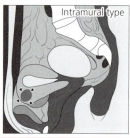

Type	Intrinsic (内因性タイプ)	Extrinsic (外因性タイプ)	Intramural (筋層内タイプ)	Indeterminate (分類不能)
MRI n=152	59 (39%)	51 (34%)	22 (14%)	20 (19%)
前壁の病変	58%	6%	59%	20%
後壁の病変	70	96	55	100
卵巣チョコレート嚢胞合併	14	67	6	70
組織学的所見				
ダグラス窩の子宮内膜症	25	92	27	85
ダグラス窩閉鎖	7	96	9	65

図 3-10 子宮腺筋症のサブタイプ
(Kishi Y, et al. Four subtypes of adenomyosis assessed by magnetic resonance imaging and their specification. Am J Obstet Gynecol. 2012; 207: 114. e1-7)

でもきわめて重要であり，子宮内膜や junctional zone に由来するものだけでないことが考えられる．つまり，子宮腺筋症の中には子宮内膜症に由来するものがあるとすると，より厳密な病変の分類が必要であるか，あるいはそもそも子宮内膜症と子宮腺筋症を区別する必要があるのかも再考が必要となる．

文献

1) Levy G, et al. An update on adenomyosis. Diagn Interv Imaging. 2013; 94: 3-25
2) Chiang CH, et al. Tumor vascular pattern and blood flow impedance in the differential diagnosis of leiomyoma and adenomyosis by color Doppler sonography. J Assist Reprod Genet. 1999; 16: 268-75.
3) Tremellen K, et al. Adenomyosis is a potential cause of recurrent implantation failure during IVF treatment. Aust N Z Obstet Gynecol. 2011; 51: 280-3.
4) Hirata J, et al. Pregnancy after medical therapy of adenomyosis with a gonad-

otropin-releasing hormone agonist. Fertil Steril. 1993; 59: 444-5.

5) Nelson JR, Corson SL, et al. Long-term management of adenomyosis with a gonadotropin-releasing hormone agonist: a case report. Fertil Steril. 1993; 59: 441-3.

6) Silva P, et al. Live birth after treatment of severe adenomyosis with a gonadotropin-releasing hormone agonist. Fertil Steril. 1994; 61: 171-2.

7) Igarashi M, et al. Novel conservative medical therapy for uterine adenomyosis with a danazol-loaded intrauterine device. Fertil Steril. 2000; 74: 412-3.

8) Ballester M, et al. Cumulative pregnancy rate after ICSI-IVF in patients with colorectal endometriosis: results of a multicentre study. Hum Reprod. 2012; 27: 1043-9.

9) Salim R, et al. Adenomyosis reduces pregnancy rates in infertile women undergoing IVF. Reprod Biomed Online. 2012; 25: 273-7.

10) Thalluri V, et al. Ultrasound diagnosed adenomyosis has a negative impact on successful implantation following GnRH antagonist IVF treatment. Hum Reprod. 2012; 27: 3487-92.

11) Tomassetti C, et al. Adenomyosis and subfertility: evidence of association and causation. Semin Reprod Med. 2013; 31: 101-8.

12) Vercellini P, et al. Uterine adenomyosis and in vitro fertilization outcome: a systematic review and meta-analysis. Hum Reprod. 2014; 29: 964-77.

13) Martinez-Conejero J, et al. Adenomyosis does not affect implantation, but is associated with miscarriage in patients undergoing oocyte donation. Fertil Steril. 2011; 96: 943-50.

14) Barrier B, et al. Adenomyosis in the baboon is associated with primary infertility. Fertil Steril. 2004; 82: 1091-4.

15) Chiang C, et al. Effect of a sonographically diffusely enlarged uterus without distinct uterine masses on the outcome of in vitro fertilization-embryo transfer. J Assist Reprod Genet. 1999; 16: 369-72.

16) Mijatovic V, et al. Adenomyosis has no adverse effects on IVF/ICSI outcomes in women with endometriosis treated with long-term pituitary down-regulation before IVF/ICSI. Euro J Obstet Gynecol Reprod Biol. 2010; 151: 62-5.

17) Costello M, et al. The effect of adenomyosis on in vitro fertilization and intra cytoplasmic sperm injection treatment outcome. Euro J Obstet Gynecol Reprod Bio. 2011; 158: 229-34.

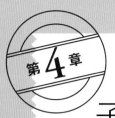

子宮内膜症の症状

1. 症状と頻度

　子宮内膜症の症状としては，月経時の下腹部痛や腰痛などの月経痛，月経時以外の下腹部痛，性交痛，排便痛といった疼痛症状の頻度が高い 表4-1 ．不妊を訴えるものはおよそ40％に存在し，過多月経や不正出血といった症状もみられる．その他，骨盤内臓器以外に広がった稀少部位内膜症の場合はそれぞれ消化器，尿路あるいは呼吸器症状などがあらわれる．このような疼痛症状は慢性化して悪化することも多く，現代女性のQOLを著しく低下させる疾患といえる．一方で少子化が重大な問題となっている現代社会で，子宮内膜症と不妊の関連が明らかになったことから本症は大きな関心を集めることとなった．

表4-1 子宮内膜症患者の自覚症状と頻度

月経痛	90%	肩こり	30%
下腹痛（月経時以外）	69	便秘	30
腰痛	64	不正出血	27
排便痛	62	嘔気・嘔吐	26
疲労感・消耗感	49	頻尿	22
腹部膨満感	52	発熱	19
性交痛	46	めまい	18
過多月経	45	他臓器内膜症の症状	9
不妊	38	関節痛	5
頭痛	35	その他	5
下痢	31		

（日本子宮内膜症協会．図2-1 自覚症状〔日本の内膜症の自覚症状の決定版〕2006年データより改変．http://www.jemanet.org/08_medical/index3.php#03）

2. 疼痛症状

月経困難症

　月経困難症は月経に随伴して起こる病的症状をいい，痙攣様の激しい下腹部痛と腰痛を主とした症候群である．月経困難症は，子宮内膜症や粘膜下筋腫などに起因する器質性月経困難症と，骨盤内に疼痛の原因となるような器質性病変のない機能性月経困難症に分けられる 表4-2 ．月経痛は月経困難症の疼痛症状をさす．子宮内膜症の月経痛は，続発性であり，次第に増悪する

2. 疼痛症状

表 4-2 機能性と器質性月経困難症の特徴

	機能性月経困難症	器質性月経困難症
発症時期	初経後 3 年以内	初経後 5 年以上経過
好発年齢	15～22 歳	30 歳以降
加齢に伴う変化	しだいに軽快	しだいに悪化
妊娠分娩後の変化	軽快ないし全快	不変
双合診所見	正常または発育不全	子宮内膜症，子宮筋腫，子宮腺筋症など
痛みの時期	月経時のみ	悪化すると月経時以外にも
痛みの持続	4～48 時間	1～5 日間

表 4-3 子宮内膜症による疼痛発生機序

A．子宮内膜症病巣によるもの
1. 腹膜病変が炎症反応を起こし，プロスタグランジン，ヒスタミン，キニンなどの化学物質を放出する．
2. 深在性内膜症が組織や神経を損傷する．
3. チョコレート囊胞が破裂し腹膜刺激症状を起こす．

B．二次的に生じる瘢痕や線維化によるもの
1. 瘢痕，ひきつれ，線維化，癒着による組織の可動性制限が起こり，運動・起立・排卵時に疼痛を起こす．
2. 腸管の癒着による排便痛や性交痛．
3. 癒着性の子宮後屈，卵巣のダグラス窩への固着，仙骨子宮靱帯の病変と線維化した硬結による性交痛．

(acquired dysmenorrhea) といった特徴を有する．一般に，疼痛は月経の開始直前から始まり最初の数日が最も強い．月経痛が鎮痛剤を服用しても効かないとか，日常生活に支障をきたすような程度となる場合は子宮内膜症の可能性が高い．子宮内膜症による疼痛の発生機序について 表4-3 にまとめた．

 性交痛

性交痛は子宮内膜症病変がダグラス窩や仙骨子宮靱帯に存在する場合に発

生する.一般に,痛みは病変の活性が最も高くなるといわれる黄体期に強くなることが多く,瘢痕形成や局所の神経に侵潤することにより周期を通じて起こることもある.

排便痛

子宮内膜症病変が大腸および直腸,あるいは直腸腟中隔に存在すると,月経前から月経時期に排便時痛を生じる.性交痛とともに,子宮内膜症に特有の症状とも考えられることから診断のための問診上重要である.

慢性骨盤痛

慢性骨盤痛(chronic pelvic pain)とは,少なくとも6カ月持続する周期性のない下腹痛あるいは骨盤痛と定義される.慢性骨盤痛患者のおよそ3分の1に子宮内膜症が診断されるとの報告もある[1].

3. 不妊

子宮内膜症患者のおよそ半数に不妊が合併する.一方,原因不明不妊症患者には,高率に内膜症が診断される 表4-4 .この中で,66%がR-ASRMの進行期Ⅰ期あるいはⅡ期の軽症の子宮内膜症患者であった.

子宮内膜症患者の妊孕能については,健常婦人の妊娠が0.15〜0.2人/月で

表4-4 原因不明不妊患者における子宮内膜症の頻度(鳥取大学 1989〜98)

臨床進行期	例数
Ⅰ期	94 (40%)
Ⅱ期	62 (26%)
Ⅲ期	43 (18%)
Ⅳ期	35 (15%)
合計	234 (100%)

原因不明で腹腔鏡検査が行われた465例の不妊患者の中で234例(50.3%)に子宮内膜症が診断された.

3. 不妊

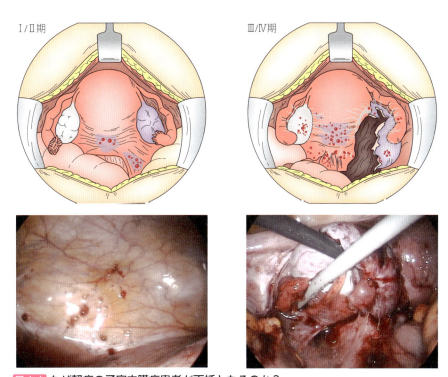

図 4-1 なぜ軽症の子宮内膜症患者が不妊となるのか？
Ⅲ/Ⅳ期の卵管を巻き込んだ癒着がひどい患者が不妊となるのはわかりやすいが，Ⅰ/Ⅱ期の腹膜病変だけの軽症の子宮内膜症患者がどうして不妊になるか？

あるのに対して，無治療の子宮内膜症患者では 0.02～0.1 人/月と明らかに低く[2]，非配偶者間の人工授精の成績も対照群では 11～14% であるのに対して，軽症子宮内膜症患者では 2～6.5% と低かった[3]．

　不妊の発生機序としては，子宮内膜症による癒着が卵巣や卵管を巻き込んでいる重症例で不妊となることは容易に理解されるが，軽症子宮内膜症がどのような機序で妊孕能低下をひき起こすかは明らかではない 図4-1．現在考えられている子宮内膜症の不妊発生機序を 表4-5 にまとめた．

卵巣・卵管機能の障害

　子宮内膜症が進行し，卵巣チョコレート囊胞や内膜症病変による癒着が骨

表 4-5 子宮内膜症合併不妊の発生機序

卵巣・卵管機能の障害

1）卵巣・卵管の機械的障害
2）排卵障害
　　高プロラクチン血症
　　黄体化未破裂卵胞
3）卵胞発育の異常
　　卵胞発育遅延
　　顆粒膜細胞のホルモン産生能低下
　　顆粒膜細胞のアポトーシス亢進

免疫異常

1）液性免疫の亢進
2）抗子宮内膜抗体

腹腔内貯留液の影響

1）活性化マクロファージの影響
2）サイトカイン
　　受精卵発育異常
　　精子運動能低下
　　卵管機能の抑制

子宮内膜異常

1）着床に必須のサイトカイン産生低下
2）脱落膜化の異常

盤内臓器の解剖学的位置異常を招き，卵管の可動性を制限することや卵管通過性を障害することで不妊となる．

　子宮内膜症患者では，高プロラクチン血症[4]や黄体化未破裂卵胞（luteinized unruptured follicle: LUF）[5]により排卵障害が起こることが推測されている．子宮内膜症に高プロラクチン血症が合併する頻度は高くないとする報告[6]と，内膜症のおよそ 30％に存在するとの報告がある[7]．LUF は術後癒着の存在する症例にも高率に認められ，卵巣周囲癒着による機械的な卵胞破裂の障害がその一因と考えられる[8]．

　子宮内膜症患者や原因不明不妊症では，LH サージ時の血中エストロゲン値が低く，卵胞径も小さく，黄体期のプロゲステロン値も低いことが報告されている[9]．内膜症患者においては卵胞顆粒膜細胞のステロイド合成能や増殖能に異常があると考えられている[10]．卵胞発育異常が内膜症患者の妊孕能低下に

3. 不妊

関与する可能性がある．

免疫異常

子宮内膜症と免疫異常の関連が指摘されている．子宮内膜症においては，polyclonal な B 細胞の賦活化，遺伝による家族発生例の存在，SLE などの自己免疫疾患との合併率が高いことなどから，本症を自己免疫疾患の 1 型とする意見が提唱された[11]．抗子宮内膜抗体は着床を障害し，不妊原因となると推測されたが，その詳細な機序は明らかではない[12]．

腹腔内貯留液（腹水）の影響

子宮内膜症患者の腹腔には貯留液（腹水）の量が増加している．腹水がどのような機序で妊孕能低下をひき起こすかについては，排卵された cumulus-oocyte complex の卵管への取り込みを妨害すること，精子機能の障害や受精卵の発育を阻害することが考えられている．腹腔内のマクロファージの精子貪食能とマクロファージが産生するプロスタグランジンやサイトカインが不妊症発生に関与するとされている 図4-2 ．

子宮内膜症患者では腹水中のサイトカイン〔IL-6（interleukin-6），IL-8，TNF（tumor necrosis factor）α など〕濃度が高い．また，腹水中のサイト

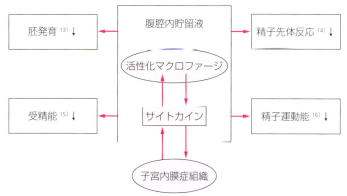

図4-2 子宮内膜症患者の腹腔内貯留液と妊孕能低下
(Harada T, et al. Fertil Steril. 2001; 76: 1-10[17])

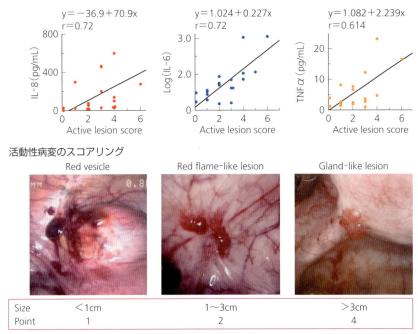

図4-3 腹腔内サイトカイン濃度と活動性病変スコア
(Harada T, et al. Am J Obstet Gynecol. 1997; 176: 593-7[17]. Iwabe T, et al. Fertil Steril. 1998; 69: 924-30[18])

　カイン濃度は子宮内膜症の初期病変である赤色の腹膜病変の多いものほど高いことがわかっている 図4-3．そこで，著者らは腹水中濃度のIL-6を培養液中に添加することで，マウス初期胚発生を抑制すること，ヒト精子運動能を低下させること，顆粒膜細胞のエストロゲン産生を抑制することなどを報告した 図4-4．最近では，IL-6曝露がマウス卵子内の微小管形態と染色体の配置異常を起こすことや[22]，IL-6はヒト卵管の鞭毛上皮運動を低下させることが報告されている[23]．内膜症患者の腹水中や血液中に増加したサイトカインが妊孕能低下に関与する可能性が示唆される 図4-5．

 ## 子宮内膜異常

　子宮内膜症が子宮内膜に影響を及ぼして着床障害をもたらすことが提唱されている．最近の成績では，子宮内膜症患者の正所性内膜では，子宮内膜症の

3. 不妊

①胚発生に及ぼすIL-6の影響

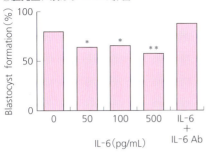

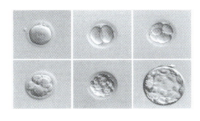

②精子運動能に及ぼすIL-6の影響

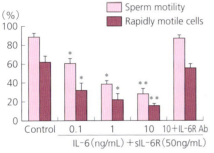

③アロマターゼ遺伝子発現に及ぼすIL-6の影響

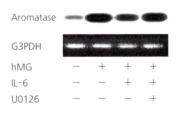

図 4-4 子宮内膜症の不妊と IL-6

(①: Harada T, et al. Fertil Steril. 2001; 76: 1-10[19]. ②: Yoshida S, et al. Hum Reprod. 2004; 19: 1821-5[20]. ③: Deura I, et al. Fertil Steril. 2005; 83 Suppl 1: 1086-92[21])

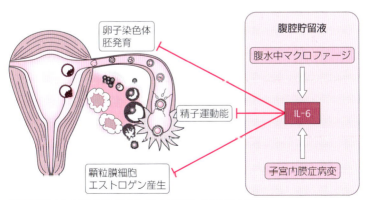

図 4-5 子宮内膜症患者の腹腔内環境と妊孕能の低下

ない患者の内膜に比較して，プロラクチンなどの脱落膜化マーカーの発現が低下していること，この低下には腹腔貯留液中に増加している TNFα が関与していることが示されている[24]．また，LIF や HOXA10 といった着床に重要な因子の異常発現も子宮内膜症患者でみられるとの報告もある[25,26]．子宮内膜機能の低下も不妊の一因となる可能性がある．

4. 子宮内膜症と妊娠異常

　古くから経験的に，妊娠は子宮内膜症にとって治療的な効果があると考えられてきた．妊娠中は月経がなくなることやプロゲステロン優位のホルモン環境になることから子宮内膜症は抑制されると推測され，古典的には中用量ピルを連続投与する方法は偽妊娠療法として治療にも用いられてきた．

　最近になって，子宮内膜症の既往が妊娠異常や妊娠合併症の発生に影響するのではないかという報告がみられるようになった[27]．妊娠異常の中では，早産，子癇前症，分娩前の出血，帝王切開，前置胎盤などの頻度が上昇し，低出生体重児や死産は上昇しないと報告されたが，否定的な報告もあった．これまでの研究報告の問題点としては，子宮内膜症患者は不妊を合併するものも多く，妊娠例には体外受精などの不妊治療後の妊娠も多く含まれていることから，妊娠異常が子宮内膜症によるものか不妊の影響か区別されていないことである．

　そこで，私どもは環境省によって行われた子どもの健康と環境に関する全国調査（エコチル調査）のデータを使って子宮内膜症と妊娠異常の関連について解析した．エコチル調査は，全国で 15 の地域で 10 万人以上の妊婦を登録して出産前後の両親と児の血液などのサンプルとデータを集計して，児の健康状態について 13 歳まで追跡調査するものである．子宮内膜症と自己申告した妊婦の妊娠中および出産時の予後について検討すると，子宮内膜症があるとないものに比べて産科合併症，切迫早産，前置胎盤，常位胎盤早期剥離の頻度が有意に高かった．また，体外受精などの補助生殖医療を除いても，前期破水と前置胎盤は有意に高かった 図4-6 表4-6 ．

　子宮内膜症既往と前置胎盤との関連は多くの研究で示されており，今後，多数例の前方視的な研究結果の蓄積と，そのメカニズムの解明が待たれる[28]．

5. 子宮内膜症のがん化

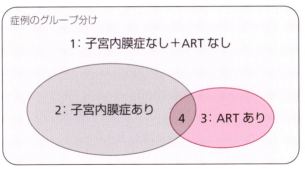

図 4-6 子宮内膜症既往妊婦における産科合併症
2011 年に全国のエコチル調査ユニットセンターに登録され，妊娠を終了した単胎妊娠 9,420 例を対象とした．子宮内膜症既往は 330 例（3.6％）にあった．

表 4-6 ART の有無と産科合併症

Group（図 4-6 参照）	1	2	3	4
子宮内膜症の既往	なし	あり	なし	あり
ART	なし	なし	あり	あり
		OR (95% CI)	OR (95% CI)	OR (95% CI)
産科合併症	1	1.40* (1.1-1.8)	1.36* (1.0-1.8)	4.40* (1.8-10.9)
切迫早産	1	1.55* (1.2-2.1)	1.10 (0.8-1.6)	1.62 (0.7-3.9)
Preterm PROM	1	2.14* (1.0-4.5)	1.19 (0.4-3.9)	5.20* (1.2-22.5)
前置胎盤	1	3.37* (1.3-8.7)	3.17* (1.1-9.3)	41.59* (15.6-111.3)

＊ 有意差あり
子宮内膜症の既往がある妊婦は，Preterm PROM と前置胎盤の発生率が高い．しかも，ART 妊娠でなくとも高率に発生する．
(Harada T, et al. Obstetrical complications in women with endometriosis: A cohort study in Japan. PLoS ONE. 2016; 11: e0168476)

5. 子宮内膜症のがん化

　子宮内膜症，特に卵巣チョコレート嚢胞のがん化については，1925 年に Sampson が報告している．Sampson は子宮内膜症のがん化の条件として，

1）子宮内膜症とがんが近接していること，2）がんは子宮内膜症から発生しており転移ではないこと，3）子宮内膜の間質と腺が証明されることを条件にあげた．その後，Scott は子宮内膜症からがんへの移行部が組織学的に証明されることを条件に付け加えた．この Sampson-Scott 診断基準は有名であるが，実際の臨床現場の病理組織標本で証明することは困難なことが多い 症例1 ．

　子宮内膜症病変の中でも，卵巣チョコレート囊胞のがん化が最もよく研究されており，卵巣癌との共存は古くから報告されている．特徴的なのは，子宮内膜症と共存してみつかるのは，類内膜癌と明細胞癌が多い 表4-7 ．

　現在では，上皮性卵巣癌は，臨床病理学的ならびに分子遺伝学的観点から Type I と Type II の2種類に分けられている．Type I は low-grade 漿液性，明細胞，類内膜および粘液性癌を含み，Type II は high-grade 漿液性，high-grade 類内膜および混合組織型に分けられる．子宮内膜症からはおもに Type I 卵巣癌が発生する．

　これまでの後方視的な検討では，卵巣チョコレート囊胞の悪性化はおよそ 0.7％と報告されている 表4-8 ．子宮内膜症患者が卵巣癌を発生する相対危険度は，報告者によって大きく異なっているが，これまでのケースコントロール研究から 1.34 と推計されている．そこで，子宮内膜症ががん化する危険度はそれほど高いものではなく予防的な卵巣摘出などには慎重であるべきといわれている[29]．

　卵巣チョコレート囊胞と卵巣癌合併に関する日本産科婦人科学会の調査報告を 表4-9 に示す．40歳以上で合併率が高く，卵巣チョコレート囊胞がある場合は経過観察が重要であることがわかる．

　一方で，本邦では卵巣癌の中で明細胞癌と類内膜癌の占める割合が高く，欧米のおよそ2倍以上である．子宮内膜症の悪性化に多い組織型である両タイプ

表4-7 卵巣癌における子宮内膜症の共存頻度

Guo 1966〜2015 の 43 論文の集計	漿液性癌	粘液性癌	類内膜癌	明細胞癌
報告数	31	28	45	43
患者数	6,318	1,345	1,712	2,705
推計頻度	6.1%	4.2%	28.5%	18.0%

(Guo SW. Fertil Steril. 2015; 104: 813-30[29])

5. 子宮内膜症のがん化

表 4-8 卵巣チョコレート嚢胞の悪性化とその頻度

Sampson JA（1925）Arch Surg に最初の報告
Corner GW, et al（1950）Am J Obstet Gynecol　　0.7%
Scully RE, et al（1966）Clin Obstet Gynecol　　0.8%
Nishida M, et al（2000）Gynecol Obstet Invest　　0.7%
Kobayashi H, et al（2007）Int J Gynecol Cancer　　0.7%

表 4-9 年齢と卵巣癌合併率

年齢	チョコレート嚢胞	卵巣癌合併数	合併率（%）
20 歳未満	46	0	0
20 歳代	1,908	11	0.6
30 歳代	3,450	45	1.3
40 歳代	2,362	97	4.1
50 歳代	415	91	21.9

（日本産科婦人科学会．生殖・内分泌委員会報告．日産婦誌．2013; 65: 1355-73〔Ⅱ〕）

が，なぜ日本だけで多いのかは明らかになっていないが，今後の重要な研究テーマである．

症例 1

卵巣チョコレート嚢胞のがん化

27 歳　G0

　月経困難を主訴に近医を受診した．経腟超音波検査および MRI 検査で左卵巣チョコレート嚢胞と診断された[30]．嚢腫径は 8 cm，血清 CA125 は 734 U/mL であった．

　その後腹腔鏡下嚢胞摘出術が施行された．左卵巣腫瘤内容液は古い血液であった．膀胱子宮窩に腹膜病変を認め電気凝固がなされた．術後病理診断は左卵巣の子宮内膜症であり悪性所見はなかった．術後は GnRH agonist（Buserelin acetate）療法が 4 カ月間行われた．

　手術から 1 年後に下腹痛のため近医を再受診した．卵巣癌を疑われ鳥取大病院婦人科紹介となった．CT 検査では，嚢胞内に充実部分をもつ左卵巣腫瘍を認めた．

CA125 は 1,439 U/mL であった.

開腹術が行われ,術中病理組織診は類内膜癌であり 図4-7 ,子宮および両側付属器,大網,虫垂摘出,骨盤および傍大動脈節リンパ節郭清術が行われた.卵巣癌Ⅲc期の診断で,化学療法を追加し外来経過観察中である.

図 4-7 ■ 病理組織像

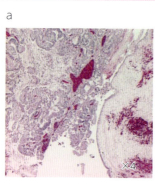
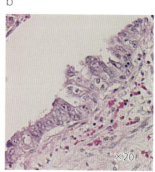

a ×4　b ×20

病理組織診断では子宮内膜症に接して類内膜癌がみられ,一部は明細胞癌であった(a).子宮内膜症と類内膜癌の移行部が観察された(b).
(Tagashira Y. et al. Gynecol Oncol. 2003; 91: 643[30])

Memo 7

卵巣チョコレート嚢胞のがん化に関する後方視的研究[31]

　卵巣チョコレート嚢胞を2年以上にわたり経過観察をした後に発生したがん化症例33例について後方視的に臨床的特徴を解析した.

　がん確定診断時の年齢の平均±標準偏差(最小値～最大値)は47.7±9.3(31～74)歳で,閉経前のがん発生が33例中25例と75.7%を占めていた メモ表7-1 .卵巣癌を疑う所見があった時点での嚢胞最大径は8.1±3.2(2.0～20.0)cm

メモ表 7-2 ，術前の CA125 値は 110.8±156.4（10.0〜642.0）U/mL であった．径 4 cm 未満の小さな嚢胞から 2 例のがん発生があった．急速な増大を認めた 1 例（3 mm 大のがん組織が認められた）を除いて，がん化がみられた 32 例すべての嚢胞において，画像診断にて壁在結節が認められた．がん化を疑った時点とその 6 カ月前の嚢胞を比較すると，がん化した 90％以上の症例において 2 倍以上の嚢胞径増大を示した メモ図 7-1 ．CA125 値が診断マーカーになり得るか否かについては，がん化診断時に 100 U/mL を超えた症例が 10 例（30％）のみであったこと，CA125 値が 2 倍以上に上昇した症例も約 40％にすぎなかったことから，がん化診断マーカーとしては限界があると考えられた メモ表 7-3 ．

症例の進行期分類（FIGO 1988）は，Ⅰa 期 14％，Ⅰc 期 71％，Ⅱc 期 6％，Ⅲc 期 6％，Ⅳ期 3％と，Ⅰ期が全体の 85％を占めた メモ表 7-4 ．組織型は，明細胞癌が 23 例（69.7％），類内膜癌が 8 例（24.2％），癌肉腫が 1 例（3.0％），漿液性境界悪性腫瘍が 1 例（3.0％）であった メモ表 7-5 ．チョコレート嚢胞が診断されてからがん確定診断までの期間は，8.3±4.6（2〜17）年であった．なお，嚢胞摘出術後の再発嚢胞からのがん発生が 5 例（術後 1〜17 年），内分泌療法後のがん発生が 11 例みられた．嚢胞摘出術のがん発生予防効果はなく，内分泌療法によって一時的にチョコレート嚢胞の発育が抑えられても，がん化を防ぐことは難しいと考えられた メモ表 7-6 ．

診断にあたっては，急速な嚢胞径増大と，小さな嚢胞であっても壁在結節に注意して，早期にがん化を診断することが重要であると考えられた．

メモ表 7-1 患者年齢
47.7±9.3 歳

年齢	症例数	（％）
<40	5	(15)
40〜50	17	(52)
50〜60	9	(27)
>60	2	(6)

メモ表 7-2 チョコレート嚢胞の最大径
8.1±3.2 cm

	症例数	（％）
<4（cm）	2	(6)
4〜7	12	(36)
7〜10	11	(33)
>10	8	(24)

メモ図 7-1 術前 6 カ月の嚢胞径変化

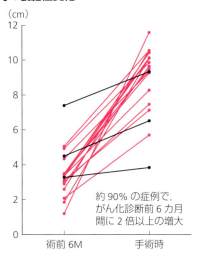

約 90% の症例で，がん化診断前 6 カ月間に 2 倍以上の増大

メモ表 7-3 術前 CA125 値

110.8±156.4 U/mL

	症例数	(%)
<50 (U/mL)	17	(52)
50〜100	6	(18)
>100	10	(30)

嚢胞最大径と CA125 値との相関はなし

メモ表 7-4 臨床進行期

	症例数	(%)
Ia	4	(12)
Ic	23	(70)
IIc	3	(9)
IIIc	2	(6)
IV	1	(3)

メモ表 7-5 組織型

	症例数	(%)
Clear cell	23	(70)
Endometrioid	8	(24)
Carcinosarcoma	1	(3)
Serous borderline tumor	1	(3)

メモ表7-6 嚢胞摘出術後のがん発生

No.	治療	手術からがん診断までの期間	
1.	Cystectomy	3年	再発
2.	Cystectomy	13年	不明
3.	Cystectomy＋GnRHa 3 M	9年	再発
4.	Cystectomy＋GnRHa 3 M	12年	再発
5.	Cystectomy＋GnRHa 6 M×2	9年	再発
6.	GnRHa 2 M＋Cystectomy＋LEP 5 M	1年	再発

Cystectomy: 嚢胞摘出術　すべて同側から発生した
(Taniguchi F, et al. Gynecol Obstet Invest. 2014; 77: 104-10[31])

📖 文献

1) Howard FM. Endometriosis and mechanisms of pelvic pain. J Minim Invasive Gynecol. 2009; 16: 540-50.
2) Schwartz D, et al. Female fecundity as a function of age: results of artificial insemination in 2193 nulliparous women with azoospermic husbands. Federation CECOS. N Engl J Med. 1982; 306: 404-6.
3) Jansen RP. Minimal endometriosis and reduced fecundability: prospective evidence from an artificial insemination by donor program. Fertil Steril. 1986; 46: 141-3.
4) Hirschowitz JS, et al. The galactorrhea-endometriosis syndrome. Lancet. 1978; 1: 896-8.
5) Konninckx PR, et al. Diagnosis of the luteinized unruptured follicle syndrome by steroid hormone assays on peritoneal fluid. Br J Obstet Gynaecol. 1980; 87: 929-34.
6) Balasch J, et al. Mild endometriosis and luteal function. Int J Fertil. 1985; 30: 4-6.
7) Acien P, et al. Prolactin and its response to the luteinizing hormone-releasing hormone thyrotropin releasing hormone test in patients with endometriosis before, during, and after treatment with danazol. Fertil Steril. 1989; 51: 774-80.
8) Mio Y, et al. Luteinized unruptured follicle in the early stage of endometriosis as a cause of unexplained infertility. Am J Obstet Gynecol. 1992; 167: 271-3.
9) Pillaway DE, et al. Luteal phase defects in infertility patients with endometriosis. Fertil Steril. 1983; 39: 7712-3.
10) Harlow CR, et al. Reduced preovulatory granulosa cell steroidogenesis in women with endometriosis. J Clin Endocrinol Metab. 1996; 81: 426-9.
11) Gleicher N, et al. Is endometriosis an autoimmune disease? Obstet Gynecol. 1987; 70: 115-22.
12) Kennedy SH, et al. Antiendometrial antibodies in endometriosis measured by an enzyme-linked immunosorbent assay before and after treatment with dan-

azol and nafarelin. Obstet Gynecol. 1990; 75: 914-8.
13) Prough SG, et al. Peritoneal fluid fractions from patients with endometriosis do not promote two-cell mouse embryo growth. Fertil Steril. 1990; 54: 927-30.
14) Arumugam K. Endometriosis and infertility: raised iron concentration in the peritoneal fluid and its effect on the acrosome reaction. Hum Reprod. 1994; 9: 1153-7.
15) Aeby TC, et al. The effect of peritoneal fluid from patients with endometriosis on human sperm function in vitro. Am J Obstet Gynecol. 1996; 174: 1779-85.
16) Curtis P, et al. Adverse effects on sperm movement characteristics in women with minimal and mild endometriosis. Br J Obstet Gynecol. 1993; 100: 165-9.
17) Harada T, et al. Increased interleukin-6 levels in peritoneal fluid of infertile patients with active endometriosis. Am J Obstet Gynecol. 1997; 176: 593-7.
18) Iwabe T, et al. Pathogenetic significance of increased levels of interleukin-8 in the peritoneal fluid of patients with endometriosis. Fertil Steril. 1998; 69: 924-30.
19) Harada T, et al. Role of cytokines in endometriosis. Fertil Steril. 2001; 76: 1-10.
20) Yoshida S, et al. A combination of interleukin-6 and its souble receptor impairs sperm motility: implications in infertility associated with endometriosis. Hum Reprod. 2004; 19: 1821-5.
21) Deura I, et al. Reduction of estrogen production by interleukin-6 in a human granulosa tumor cell line may have implications for endometriosis-associated infertility. Fertil Steril. 2015; 83 Suppl 1: 1086-92.
22) Banerjee J, et al. IL-6 and mouse oocyte spindle. Plos One. 2012; 7: e35535.
23) Papathanasiou A, et al. The effect of interleukin-6 on ciliary beat frequency in the human fallopian tube. Fertil Steril. 2008; 90: 391.
24) Minci F, et al. Endometrium and human infertility: a new investigation into the role of eutopic endometrium. Hum Reprod. 2008; 23: 530-7.
25) Franasiak JM, et al. Prospective assessment of midsecretory endometrial leukemia inhibitor factor expression versusanb3 testing in women with unexplained infertility. Fertil Steril. 2014; 101: 1724-31.
26) Kim JJ, et al. Alteredexpression of HOXA10 in endometriosis: potential role in decidualization. Mol Hum Reprod. 2007; 13: 323-32.
27) Stephansson O, et al. Endometriosis, assisted reproductiontechnology, and risk of adverse pregnancy outcome. Hum Reprod. 2009; 24: 2341-7.
28) Maggiore U, et al. Obstetrical complications of endometriosis, particularly deep endometriosis. Fertil Steril. 2017; 108: 895-912.
29) Guo SW. Endometriosis and ovarian cancer: potential benefits and harms of screening and risk-reducing surgery. Fertil Steril. 2015; 104: 813-30.
30) Tagashira Y, et al. Ovarian endometrioid adenocarcinoma arising from endometriosis in a young woman. Gynecol Oncol. 2003; 91: 643-7.
31) Taniguchi F, et al. Clinical characteristics of patients in Japan with ovarian cancer presumably arising from ovarian endomerriosis. Gynecol Obstet Invest. 2014; 77: 104-10.

第5章 子宮内膜症の診断

子宮内膜症は腹腔鏡検査あるいは開腹手術による肉眼所見によって診断される．確定診断は病理組織標本で子宮内膜に類似した腺構造と間質が証明されることによる．しかしながら，すべての症例で直視下の診断が行われるわけではない．日常診療では自覚症状，診察および検査所見から総合的に診断された場合を「臨床子宮内膜症」として取り扱う．産婦人科専門医による臨床子宮内膜症の正診率はおよそ80％といわれている．

　子宮内膜症病変は，腹膜病変，卵巣チョコレート囊胞，深部子宮内膜症およびこれらの病変からの出血や炎症により生じた癒着から形成される．微細な腹膜病変や軽度癒着の診断は直視化でなければ難しいが，卵巣チョコレート囊胞や深部内膜症は画像診断や診察所見から診断することができる．

1. 問診

　子宮内膜症の主な症状は，下腹痛，腰痛，排便痛などの月経時疼痛であり，およそ9割の患者に認められる．特徴として続発性であることと，年齢とともに増悪傾向を示すことである．月経時以外に腹痛や性交痛を訴えることも多い．子宮内膜症患者のおよそ半数が不妊症を合併し，原因不明不妊症患者の約50％に内膜症が存在する．したがって，不妊の訴えも内膜症を診断する上で重要な問診事項である．

2. 内診

　内膜症に特徴的な内診所見としては，子宮の後屈と可動性の制限，子宮後面およびダグラス窩の硬結，さらに有痛性で可動性のない卵巣チョコレート囊胞の触知などがある．

　特に，深部子宮内膜症がある場合は，後腟円蓋から両側の仙骨子宮靱帯にかけての硬結と圧痛を確かめることが重要である．術前に所見を有するものでは同部の摘出組織に子宮内膜症が証明されることが多い．

　若年患者や性交未経験者では直腸診が有用であるが，画像診断を優先させてもよい．

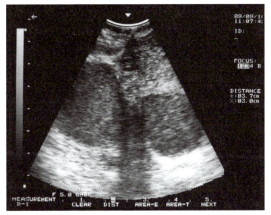

図 5-1 卵巣チョコレート囊胞の超音波像

3. 超音波断層法

　経腟超音波断層法は卵巣チョコレート囊胞の診断にきわめて有用である．画像診断上の特徴は，1) 肥厚した壁を有する単房性もしくは多房性の囊胞性腫瘤，2) 辺縁不正で周囲組織との境界不明瞭，3) びまん性で均一な内部エコー（すりガラス状）である ．

　卵巣チョコレート囊胞壁は厚く，そのほとんどが子宮，広間膜および直腸に癒着していることから，超音波画像状も周囲との境界は不明瞭となる．しばしば多房性であり，およそ30%が両側性であってダグラス窩で互いに癒着して kissing ovary とよばれる状態となる．癒着の程度は，経腟超音波プローブを押し引きすることで，腫瘍と周囲臓器とのずれを観察することで推測できる (sliding test)．

　囊胞内溶液は，古い血液であり粘稠で，まさに溶かしたチョコレート様である．凝血塊を有する場合は，壁肥厚や増殖性病変との鑑別が必要であり，血流の有無をカラードプラ法で確認する．

　深部子宮内膜症が疑われる場合は，仙骨子宮靱帯の肥厚・腫瘤があるかないかを検索する．

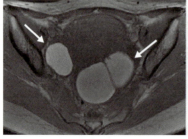
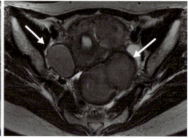

図 5-2 卵巣チョコレート嚢胞の MRI 所見

39 歳女性の両側卵巣チョコレート嚢胞．a: T1 強調画像で両側の高信号を呈する両側の卵巣腫瘤（矢印）．b: T2 強調画像では高信号の中に shading が観察される．c: T1 強調脂肪抑制画像で高信号を呈しており内容は血液が疑われる．

4. MRI

　MRI は，血液の描出に優れチョコレート嚢胞の診断に有用であり，T1 強調画像で高信号，T2 強調では低信号（shading）を呈することが多いが，時に高信号となる 図5-2a, b ．T1 強調画像で高信号を呈する皮様嚢腫との鑑別には脂肪抑制法が有用である 図5-2c ．MRI による卵巣チョコレート嚢胞の診断については，感度 90～92％，特異度 91～98％，精度は 91～96％ときわめて高い．

　脂肪抑制画像は腹膜病変の描出にも威力を発揮する．本法は血液嚢胞を周囲の脂肪組織信号を抑制して際立たせることができ，時には癒着によって完全に覆われているために術中には見えにくい病変の指摘も可能である．しか

4. MRI

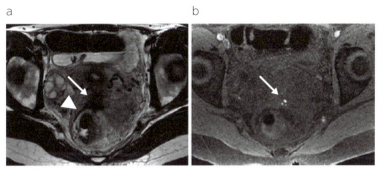

図 5-3 仙骨子宮靱帯部 DIE の MRI 所見
29 歳女性の両側仙骨子宮靱帯部の深部子宮内膜症．a: T2 強調画像で低信号の線維化（矢印），不整な仙骨子宮靱帯の肥厚が観察される（矢頭）．b: T1 強調脂肪抑制画像で点状の高信号を認める（矢印）．

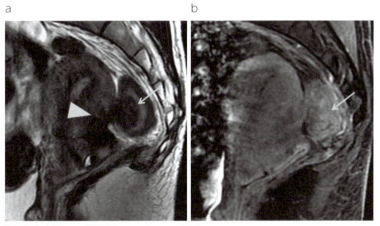

図 5-4 直腸・S 状結腸 DIE の MRI 所見
30 歳女性の直腸・S 状結腸に浸潤した深部子宮内膜症．a: T2 強調画像で低信号の扇状に描出される直腸・S 状結腸（矢印）筋層同程度の信号で管腔側は少し高信号となる，子宮後壁の漿膜側に低信号領域がみられる（矢頭）．後壁との癒着を示す．b: T1 強調造影画像で腸管は造影される．

しながら，微小なものやメトヘモグロビン含量が少ない場合は描出が難しい．今後の発展が期待される分野である．

　さらに，子宮や卵巣と周囲臓器への癒着や深部子宮内膜症の診断も可能である（図 5-3, 4）．

5. 血液生化学検査

生化学検査としては，CA125 と CA19-9 が本症の診療に用いられている．両者とも感度・特異度は高くなく診断には用いることはできないが，治療経過の評価に利用されている Memo 8 ．最近のバイオマーカー研究については第8章で詳述した．

6. 腹腔鏡・開腹手術所見

腹膜病変を主体とする微小・軽症子宮内膜症は，腹腔鏡検査（あるいは開腹手術）による直視下の観察によってのみ診断される．子宮内膜症の直視的所見分類は，一次所見として色素性病変と非色素性病変，二次所見に分類される [1]．子宮内膜症進行期は，一般に米国生殖医学会修正分類（R-ASRM分類）によって決定する．

7. 進行期分類

これまでに提唱された代表的な子宮内膜症の進行期分類を示す．

表5-1 子宮内膜症の直視的所見分類

Ⅰ）一次所見	primary findings
1）色素性病変	pigmented lesions
① ブルーベリー斑	blue berry spot
② 血性嚢胞	blood bleb
③ 散布状黒斑	powder burn
④ ヘモジデリン沈着	hemosiderin stain
⑤ 点状出血斑	ecchymosis
⑥ 漿膜下出血	subserous hemorrhage
⑦ 卵巣チョコレート嚢胞	ovarian chocolate cyst
2）非色素性病変	non-pigmented lesions
① 小水疱	vesicle
② 漿液性嚢疱	serous bleb
③ 充実性隆起	surface elevation
Ⅱ）二次所見	secondary findings
① 癒着	adhesion
② ひだ状瘢痕	puckering scar

7. 進行期分類

表5-2 Beecham 分類

第Ⅰ期	骨盤内臓器, 漿膜面に散在する 1〜2 mm の病変, 開腹時にのみ発見される.
第Ⅱ期	仙骨子宮靱帯, 広靱帯, 子宮頸部後壁あるいは卵巣に限局性の硬結を触れ, 癒着のないもの.
第Ⅲ期	卵巣が少なくとも正常の 2 倍以上に腫大し, 子宮仙骨靱帯, 子宮後壁, 直腸, 付属器に癒着が存在し, 子宮の移動性が制限されているもの.
第Ⅳ期	ダグラス窩が閉塞し, 骨盤内臓器が癒着のため一塊となり, 個々の臓器を区別できないもの. frozen pelvis の状態.

Beecham 分類

内診所見にもとづいた子宮内膜症の古典的な分類である. 腹腔鏡検査が普及するまでは本分類が主流であった 表5-2 .

R-ASRM 分類

1979 年に米国不妊学会（American Fertility Society: AFS）は, それまで子宮内膜症の統一の分類法がなかったことから, 新しい分類を提唱した[2]. その後 1985 年に改訂され, 1996 年に学会名が American Society of Reproductive Medicine (ASRM) に変わった際に現在の版になった[3]. 本分類は子宮内膜症病変の大きさと癒着の範囲によって点数を加算して合計点を算出し, Ⅰ期からⅣ期の進行期に分類する 表5-3 .

また, 腹膜病変は色調によって, 赤色 Red (Red, Red-pink, Clear), 黒色 Black (Black, Blue), 白色 White (White, Yellow-Brown, Peritoneal defect) に分けて, それぞれの占める割合を％で表す.

R-ASRM 分類は世界的に最も用いられている分類法であり, ほぼすべての臨床研究には本分類が用いられていわば世界標準となっている. しかしながら, 本分類による進行期と疼痛の程度や不妊の予後が関連しないことが指摘されている 図5-5 表5-4 .

表5-3 R-ASRM分類

病巣			~1 cm	1~3 cm	3 cm~	points
腹膜		表在性	1	2	4	
		深在性	2	4	6	
卵巣	右	表在性	1	2	4	
		深在性	4	16	20	
	左	表在性	1	2	4	
		深在性	4	16	20	

癒着			~1/3	1/3~2/3	2/3~	points
卵巣	右	フィルム様	1	2	4	
		強固	4	8	16	
	左	フィルム様	1	2	4	
		強固	4	8	16	
卵管	右	フィルム様	1	2	4	
		強固	4*	8*	16	
	左	フィルム様	1	2	4	
		強固	4*	8*	16	
ダグラス窩閉鎖	一部		4			
	完全		40			

*卵管器が完全に閉塞している場合は16点とする
赤色R（　　）％　白色W（　　）％　黒色B（　　）％
Ⅰ期: 1~5，Ⅱ期: 6~15，Ⅲ期: 16~40，Ⅳ期: 40以上
(Revised American Society for Reproductive Medicine classification of endometriosis. Fertil Steril. 1996; 67: 817-21[3])

Enzian分類

　Enzian分類は深部子宮内膜症（deep infiltrating endometriosis: DIE）を評価することを目的に開発されたものである[4]．DIEはR-ASRM分類では取り上げられていないことから，Enzian分類ではDIEの周囲臓器に浸潤するという腫瘍性性格を考慮して，子宮頸癌のTNM分類をモデルとして考案された．基本的には，ダグラス窩の病変をA: 直腸腟部の病変，B: 仙骨子宮靱帯，

7. 進行期分類

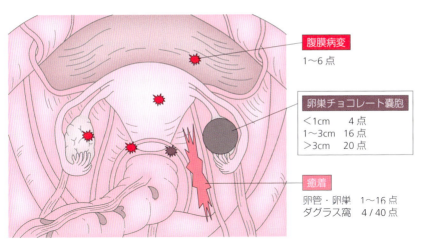

腹膜病変
1〜6点

卵巣チョコレート嚢胞
<1cm　4点
1〜3cm　16点
>3cm　20点

癒着
卵管・卵巣　1〜16点
ダグラス窩　4/40点

Ⅰ期 1〜5点　Ⅱ期 6〜15点　Ⅲ期 16〜40点　Ⅳ期 41点〜

図5-5 R-ASRM（R-AFS）分類
R-ASRM分類では，腹膜病変・卵巣チョコレート嚢胞・癒着の中でも卵巣チョコレート嚢胞の加点が高く，1cm以上の嚢胞があればⅢ期と重症となる

表5-4 子宮内膜症合併不妊患者の腹腔鏡手術後妊娠率（鳥取大学）

R-ASRM 進行期	妊娠数（%）
Ⅰ期（n=79）	30（38%）
Ⅱ期（n=50）	15（30%）
Ⅲ期（n=31）	11（35%）
Ⅳ期（n=28）	9（32%）
合計（n=188）	65（35%）

子宮内膜症患者の腹腔鏡手術後妊娠率はR-ASRMスコアによる進行期の軽症と重症の間に差がみられなかった．この成績からも，R-ASRMスコアは妊娠予後の参考とならないことがわかる．

C: 直腸内膜症に分けて，大きさで細分化する．
また，F（far）として腺筋症や膀胱内膜症も記述できる 図5-6 ．

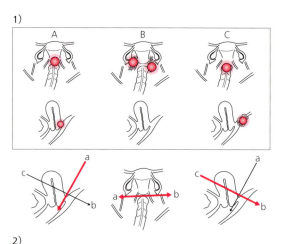

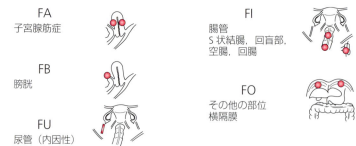

図5-6 Enzian 分類
1) The Enzian compartments A, B and C
2) The Enzian classification system

(Tuttlies F, et al. Zentralbl Gynakol. 2005; 127: 275-81[4])

Endometriosis Fertility Index（EFI）

R-ASRM 分類の問題点として，恣意的な点数化である，観察者による差が生じる，再現性に問題がある，形態学的な考慮がなされていない，進行期と疼痛ならびに不妊との関連性が明確でないなどの指摘があった．そこで，Adamson らは 579 例の手術時に診断された子宮内膜症患者の自然妊娠を評価した[5]．100 以上の病歴と手術に関する因子から，年齢，不妊期間，妊娠既往の 3 つと Least Function（LF）スコア，R-ASRM の病変スコア，R-ASRM の合計スコアが妊娠に影響する因子として抽出された．

Least Function（LF）score（手術時に判定する）

Score	Description
4	= Normal
3	= Mild Dysfunction
2	= Moderate Dysfunction
1	= Severe Dysfunction
0	= Absent or Nonfunctional

	Left	Right
卵管		
卵管采		
卵巣		

LF スコアの計算：左および右側の最小スコアを足す．卵巣を欠く場合は対側卵巣のスコアを 2 倍する．

Lowest Score ［ ］ Left ＋ ［ ］ Right ＝ ［ ］ LF Score

図 5-7　Endometriosis Fertility Index（EFI）LF スコアの内訳
(Adamson GD, et al. Fertil Steril. 2010; 94: 1809-15[5])

Endometriosis Fertility Index（EFI）

Historical Factors			Surgical Factors		
Factor	Description	Points	Factor	Description	Points
年齢			LF スコア		
	If age is≦35 years	2		If LF Score＝7 to 8（high score）	3
	If age is 36 to 39 years	1		If LF Score＝4 to 6（moderate score）	2
	If age is≧40 years	0		If LF Score＝1 to 3（low score）	0
不妊期間			AFS 内膜症スコア		
	If years infertile is≦3	2		If AFS Endometriosis Lesion Score is＜16	1
	If years infertile is＞3	0		If AFS Endometriosis Lesion Score is≧16	0
妊娠歴			AFS 合計スコア		
	If there is a history of a prior pregnancy	1		If AFS total score is＜71	1
	If there is no history of a prior pregnancy	0		If AFS total score is≧71	0
Total Historical Factors			Total Surgical Factors		

EFI＝TOTAL HISTORICAL FACTORS＋TOTAL SURGICAL FACTORS: ［ ］ Historical ＋ ［ ］ Surgical ＝ ［ ］ EFI Score

図 5-8　Endometriosis Fertility Index（EFI）スコアの算出
(Adamson GD, et al. Fertil Steril. 2010; 94: 1809-15[5])

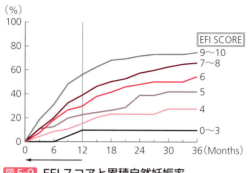

図 5-9 EFI スコアと累積自然妊娠率

　LF スコアは卵管，卵管采，卵巣について評価してスコア化する 図5-7 ．さらに，病歴からのスコアと R-ASRM（AFS）スコアを足して EFI スコアを算出する 図5-8 ．スコアが高いほど妊娠予後が良いことになる．EFI スコアから妊娠までの期間と妊娠率の予測ができるので 図5-9 ，術後患者の妊娠予後についてアドバイスする際に役立つ．その後，いくつかの EFI スコアを検証するための研究が行われているが，いずれも EFI スコアの有用性を確認している[6,7]． Memo 9 ．EFI スコアの中でも，LF スコアの重要性がわかっている．つまり，卵管機能が温存されているか否かがポイントとなっていることがわかる．

Memo 8

CA125

　CA125 は，卵巣癌細胞培養株に対して作られたモノクローナル抗体 OC125 により認識される糖蛋白抗原である．この抗原は胎児体腔上皮由来（embryonic coelomic epithelium）の細胞表面にみられ，成人組織では子宮内膜，頸管腺，卵管などに存在する．35 U/mL 以下を正常値とすると，健康な女性では約 1% に，また婦人科良性疾患では約 6% が陽性となる．血清 CA125 の測定は，上皮性卵巣癌の診断と治療効果判定に有用な検査手段となっている．しかし，骨盤内感染症，子宮腺筋症，卵巣チョコレート囊胞でも高頻度に陽性となる．CA125

Memo 9

は妊娠時にも上昇する．婦人科以外の悪性腫瘍では，肺癌，乳癌，消化器癌，腎臓癌で時に陽性となる．

　子宮内膜症の診断において CA125 値の感度と特異度は必ずしも高いものではない．あくまで，内膜症の補助診断と薬物および手術療法後の経過観察に有用性がみられる．測定上の注意としては，月経期間中には上昇するのでこの時期の測定は避けるべきである．

Memo 9

EFI の有用性

　子宮内膜症の進行期分類については，これまで種々の分類法が提唱されてきたがどれも疼痛症状や不妊などの予後と相関しないことが指摘されてきた．Adamson によって提唱された EFI は妊娠予後とよく相関することが示されている．なかでも腹腔内所見を評価する LF score（least function score）が重要である メモ表 9-1 ．評点の内容をみてみると，自然妊娠に最も重要と思われる卵管機能と卵巣へのアクセスに着目していることがわかる．この卵管の評価については，子宮内膜症取扱い規約第 2 部[8]における不妊治療指針でも先見的に取り上げられていた．

　2010 年に Adamson が EFI を発表してから，他の研究グループからも検証試験の研究成績が発表された．Tomassetti らは，子宮内膜症の手術後に ART によらない妊娠を試みた 233 例の予後を前方視的に追跡調査した．その結果，EFI が 6 点以上であれば高い自然妊娠率が望めることが示された メモ図 9-1 ．

メモ表9-1 Least Function（LF）score の評価

	機能障害	説明
卵管	Mild	卵管漿膜への微小な損傷
	Moderate	漿膜あるいは筋層への中等度の損傷，中等度の可動性障害
	Severe	卵管の線維化，軽度・中等度狭部卵管炎
	Nonfunctional	完全卵管閉鎖，広範な線維化あるいは卵管炎
卵管采	Mild	卵管采の軽微な瘢痕を伴った微小な損傷
	Moderate	中等度の瘢痕を伴った中等度損傷，中等度の卵管采構造の消失と軽度の卵管内の線維化
	Severe	重度の瘢痕を伴った重度の損傷，重度の卵管采構造の消失と中等度の卵管内の線維化
	Nonfunctional	広範な瘢痕を伴った重度の損傷，完全な卵管采構造の消失，完全卵管閉鎖あるいは卵管留水腫
卵巣	Mild	正常あるいはほぼ正常な卵巣サイズ，軽微あるいは軽度な卵巣漿膜の損傷
	Moderate	卵巣サイズが3分の1あるいはそれ以上減少，中等度の卵巣漿膜の損傷
	Severe	卵巣サイズが3分の2あるいはそれ以上減少，重度の卵巣漿膜の損傷
	Nonfunctional	卵巣欠如あるいは完全に癒着に包まれている

点数：Normal＝4　Mild＝3　Moderate＝2　Severe＝1　Absent or Nonfunctional＝0
(Adamson GD, et al. Fertil Steril. 2010; 94: 1609-15[5])

メモ図9-1 Tomassetti らによる EFI の再評価

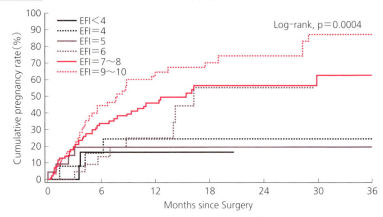

(Tomassetti C, et al. Hum Reprod. 2013; 28: 1280-8[6])

Memo 9

📚 文献

1) 子宮内膜症取扱い規約. 第 1 部 診断および進行度分類基準とカラーアトラス. 日本産科婦人科学会, 編. 金原出版; 1993.
2) American Fertility Society. Classification of endometriosis. Fertil Steril. 1979; 32: 633-4.
3) Revised American Society for Reproductive Medicine classification of endometriosis. Fertil Steril. 1997; 67: 817-21.
4) Tuttlies F, et al. ENZIAN-Score, a classification of deep infiltrating endometriosis. Zentralbl Gynakol. 2005; 127: 275-81.
5) Adamson GD, et al. Endometriosis fertility index: the new, validated endometriosis staging system. Fertil Steril. 2010; 94: 1609-15.
6) Tomassetti C, et al. External validation of the endometriosis fertility index (EFI) staging system for predicting non-ART pregnancy after endometriosis surgery. Hum Reprod. 2013; 28: 1280-8.
7) Garavaglia E, et al. External validation of the endometriosis fertility index (EFI) for predicting spontaneous pregnancy after surgery: further considerations on its validity. Gynecol Obstet Invest. 2015; 79: 113-8.
8) 子宮内膜症取扱い規約. 第 2 部 治療編・診療編. 日本産科婦人科学会, 編. 金原出版; 2010.

子宮内膜症の診断

第6章 子宮内膜症の治療方針

子宮内膜症の主な治療対象は疼痛，不妊そして卵巣チョコレート囊胞である．最近注目されている深部子宮内膜症（DIE）は，骨盤深部痛の原因となることが多いが，無症状の場合に治療の必要があるかどうかについて結論は出ていない．

治療の実際は薬物療法と手術療法に大別される．患者の年齢，既往治療の中でもとくに手術既往の有無，挙児希望などを勘案して治療法の選択をする．その際には，卵巣予備能の温存，再発の抑制，がん化などを考慮の上で治療方針を考えていく 図6-1 ．

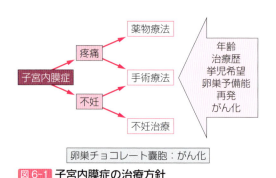

図6-1 子宮内膜症の治療方針

1. 不妊

薬物療法

子宮内膜症の治療薬は，いずれも子宮内膜症による疼痛に対して有効であるが，不妊治療における有用性は認められていない．しかしながら，ART実施前に行われる薬物療法については有用性が認められている．

IVF/ICSIを実施する前に3〜6カ月間GnRHアゴニストを投与すると妊娠率が改善する（オッズ比4.28，95% CI 1.08-78.22）という3つのRCTからなるメタアナリシスにより，薬物療法が子宮内膜症患者におけるARTの成績を向上させることが示されている[1]．

他の薬剤をIVF前に投与する試みもあるが，効果に関しては証明されていない．

手術療法

　腹腔鏡下手術は，子宮内膜症合併不妊に対して，確定診断と治療を同時にできるという意味からも第一選択とされてきた．Duffy らは，2 つの RCT（無作為化比較試験）によるメタアナリシスを行い，Ⅰ～Ⅱ期の子宮内膜症患者に対して治療的腹腔鏡下手術（病変焼灼および癒着剝離）を行うと，診断的腹腔鏡下手術（腹腔内観察および洗浄）と比較して生児獲得あるいは継続妊娠率が有意に高まることを示した（オッズ比 1.94）[2]．しかしながら，その効果は決して大きいものではなく，NNT（number needed to treat）は 12 であり，つまり 1 人の妊娠例を出すのに 12 人の治療を必要とする．したがって，不妊症例に対する診断的腹腔鏡検査は，軽症内膜症を診断・治療する目的では積極的に勧められない．

　一方，Ⅲ からⅣ 期の子宮内膜症患者において，腹腔鏡下手術が妊娠に及ぼす影響を検討した RCT は存在しない．Ⅲ 期以上の患者では，ほとんどが卵巣チョコレート囊胞（以下チョコレート囊胞）を合併している．そこで，チョコ

表 6-1 子宮内膜症合併不妊の手術療法に関するガイドライン

	ESHRE 2014	ASRM 2012
Ⅰ～Ⅱ期	推奨　A 診断的腹腔鏡よりよい	推奨 効果少ない
Ⅲ～Ⅳ期	推奨　B 自然妊娠のためには待機よりよい	推奨 可能性あり
術後薬物療法	推奨しない　A 術前も推奨しない　GPP	推奨しない
IVF 前の手術	積極的に推奨しない 3 cm 以上のチョコを手術しても 妊娠率は変わらない　A 疼痛や採卵に障害あるとき　GPP Ⅰ/Ⅱ期 考慮してもよい　C	推奨しない チョコ手術が妊娠率を上げる 証拠がない
再発症例	なし	推奨しない

A: Meta-analysis or multiple RTs (of high quality), B: Meta-analysis or multiple RTs (of moderate quality), C: Single randomized trial, large non-randomised trial (s) or case control/cohort studies (of moderate quality), GPP (Good practice point) Based on experts' opinion

レート囊胞に対して腹腔鏡下手術を行った場合の非対照試験における術後妊娠率が検討され，30〜67％と報告されている[3]．平均の妊娠率が算出されており，およそ50％であった．しかしこれらの非対照研究では，drop-out例が考慮されていないこと，片側および両側検定の区別がないこと，ARTによる治療の割合がわからないこと，対照がないので手術の効果が明らかでないことなどの問題点がある．これらのことから，実際の妊娠率は25％程度と推測されている．

子宮内膜症に合併する不妊に対する手術療法に関する欧米のガイドラインを示す 表6-1 ．いずれも，自然妊娠を望むのであれば手術療法を推奨しているが，体外受精前の卵巣チョコレート囊胞の手術に意義を見出していない．再発症例の手術は妊孕能を改善しない．

不妊の治療方針

不妊の発生機序はすでに述べたが，主として骨盤臓器の解剖学的異常と骨盤内環境の変化があげられる．子宮内膜症病変や癒着によって解剖学的異常を起こして卵管や卵巣が巻き込まれた結果，排卵，卵子の取り込み，受精卵の移動が障害される．一方で，骨盤内の子宮内膜症病変による炎症が存在すると，腹水が増量し，その中には活性化したマクロファージや高濃度のサイトカインが含まれており卵子や精子および受精卵に影響を及ぼす．治療は，薬物療法が期待できないことから，手術によって解剖学的異常および骨盤内環境を矯正するか，腹腔内や卵管をバイパスすることができる体外受精による妊娠を試みることになる．

現在の薬物療法は，ホルモン製剤を使って排卵を抑制することでエストロゲン濃度を低下させ病変の退縮をはかるものである．子宮内膜および内膜症病変もともに，ホルモン療法によって機能を消失するものではなく，薬剤中止により活動性を回復する．したがって，ホルモン療法中あるいは直後は炎症は消褪して骨盤内環境の改善は得られるものの，病変の活動性が戻れば妊娠環境を再び悪化させるものと考えられる．したがって，ホルモン治療による骨盤内環境の改善は一時的であり，妊孕能が改善されている期間はきわめて短いことが予測される．

不妊に対する治療方針に最も影響する因子としては，患者年齢と進行期で

2. 疼痛の治療

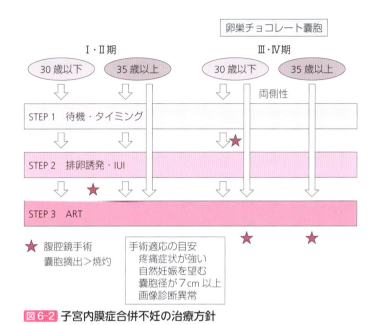

図6-2 子宮内膜症合併不妊の治療方針

ある 図6-2．30歳以下の症例で，卵巣チョコレート囊胞がないか，あるいは囊胞があっても手術適応がない場合は，半年から1年間の待機ないし排卵日を診断するタイミング療法を行う（STEP 1）．次のステップとして，排卵誘発と人工授精を組み合わせると妊娠率が上がるとされている（STEP 2）．35歳以上の場合は半年間の待機および一般不妊治療を行うか，直接ARTに向う選択もある．

卵巣チョコレート囊胞患者で，両側性か35歳以上の場合は直接ARTを行う選択も勧められる．手術手技としては囊胞壁の凝固や焼灼よりも囊胞摘出術が疼痛軽減，術後妊娠，再発率のどの点でも有利とされている．

手術の時期としては，妊娠と妊孕能温存を第一に考えて選択する．ARTに移行するタイミングも遅れないことが大事である．

2. 疼痛の治療 図6-3

疼痛に対しては，まずNSAIDsが投与される．NSAIDsが無効あるいは単独では効果が弱い場合は，LEP製剤（ルナベルあるいはヤーズ）を併用投与す

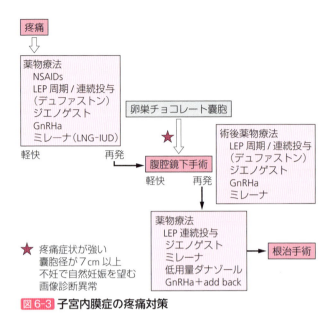

図 6-3 子宮内膜症の疼痛対策

る．現在は周期投与が主流であるが，2017年と2018年に連続投与する薬剤が発売された．欧米では，症状のある患者に避妊以外の目的で経口避妊薬を使用する場合には連続投与が一般的に用いられている（表 7-1 参照）．これらが，奏効しない場合はジエノゲストを考慮する．重症例にはGnRHアゴニストを投与して，その後にLEPの連続投与あるいはジエノゲストを続ける方法もある．

薬物療法に抵抗する場合や，チョコレート嚢胞の手術適応がある場合は，腹腔鏡下保存手術を考慮する．術後は再発予防に，LEP製剤あるいはジエノゲストを投与する．特に，妊孕能を温存する必要のある患者には必ず術後薬物療法を行う．

3. 卵巣チョコレート嚢胞

チョコレート嚢胞に対して手術療法を行う場合は妊孕性改善，卵巣予備能低下，および再発を考慮して術式を選択すべきである．Hartらのメタアナリシスによると，嚢胞摘出は嚢胞壁凝固と比較して術後の自然妊娠率が5.21倍

3. 卵巣チョコレート嚢胞

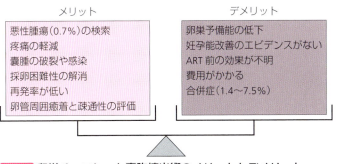

図 6-4 卵巣チョコレート嚢胞摘出術のメリットとデメリット
(Somigliana E, et al. Hum Reprod Update. 2006; 12: 57-64[6]より改変)

と高く（オッズ比5.21，95%CI 2.04-13.29）月経痛および病巣の再発が少ない[4]．この報告は術後の自然妊娠について検討したものであり，ART実施前にどちらの術式を選択するべきかを示唆するものではない．

Demirolらは無作為化比較試験で3～6cmのチョコレート嚢胞を有する子宮内膜症患者に対してIVF/ICSIの前に嚢胞摘出を行ったものと，無治療と比較して受精率，着床率，および妊娠率に有意差はなく，卵巣刺激日数の延長，FSH総投与量の増加，および成熟卵子数の減少が認められることを示した[5]．すなわち，3～6cmのチョコレート嚢胞に対して嚢胞摘出を行ってもARTの成績は向上せず卵巣予備能が低下するということになる．一方で，嚢胞摘出術によって採卵時の合併症の減少，破裂の予防，病理診断ができるなどの利点もある[6] 図 6-4 ．

卵巣チョコレート嚢胞の治療は，挙児希望，嚢胞の大きさ，疼痛症状の有無で異なる．挙児希望のある場合は，妊娠を最優先に考える．4cm以下のもの，両側性，卵巣予備能低下が疑われる，手術既往のある症例などは不妊治療を優先する．手術療法（嚢胞摘出術）は卵巣予備能を低下させる．再手術を避けるために手術時期は慎重に検討する．自然妊娠を望む，7cm以上，悪性が否定できない，疼痛症状が強い時などは手術療法とする．若年者では術後再発を予防するために積極的に術後薬物療法を行う 図 6-3 ．

卵巣チョコレート嚢胞のおよそ0.7%ががん化するといわれている．40歳以上，嚢胞径が大きい，充実部分を有するものは注意を要する．

4. 卵巣チョコレート嚢胞摘出術と卵巣予備能低下

卵巣チョコレート嚢胞に対する手術療法としては嚢胞摘出術が最も有用性が高い．しかしながら，嚢胞摘出術を行うと正常卵胞が嚢胞壁とともに摘出されて卵巣予備能が低下することが指摘されている．

腹腔鏡手術によって摘出された典型的な標本をみると，嚢胞内腔側の上皮下に皮質が存在し髄質まで摘出されている 図6-5 ．皮質中には卵胞が存在している．Matsuzaki らは，チョコレート嚢胞摘出術により摘出された標本の57.8％に正常卵巣組織が含まれていたのに対して，それ以外の良性卵巣嚢腫では 5.4％であったと報告している[7]．チョコレート嚢胞摘出術によって卵胞を含んだ正常卵巣が摘出されることは避けられないものと解される．その理由としては，チョコレート嚢胞の発生機序に原因がある可能性が考えられる Memo 10 ．

嚢胞摘出術が卵巣機能に与える影響については，体外受精前に嚢胞摘出術を行った群と無治療群の治療成績を比較した研究がある．複数の論文をまとめたメタアナリシスにより，患側卵巣からの採卵数は減少するものの，片側卵巣が正常であれば妊娠率には影響がないことが示されている[8] 図6-6 ．

最近の Hamdan らによるシステマティックレビューでは，手術既往のない卵巣チョコレート嚢胞患者は子宮内膜症のない患者と比較して妊娠率は変わらなかったが，有意に採卵数は低く，キャンセル周期数は多いことが示された．また，手術によって卵巣刺激に対する反応は変わらなかった．以上のこと

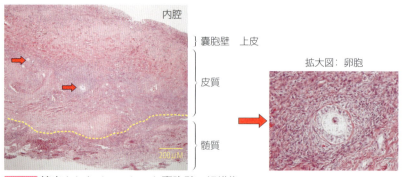

図6-5 摘出されたチョコレート嚢胞壁の組織像

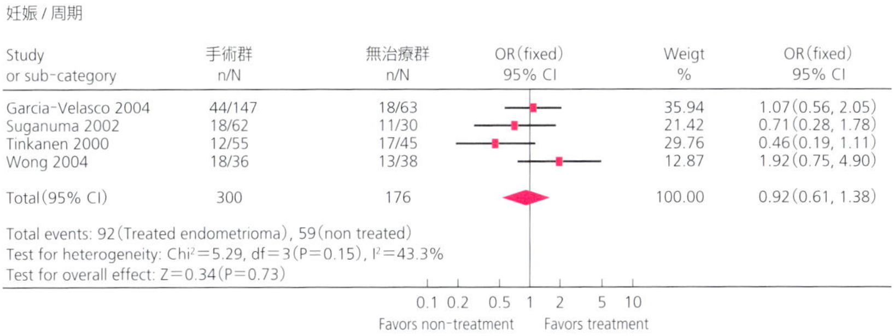

4. 卵巣チョコレート嚢胞摘出術と卵巣予備能低下

妊娠／周期

Study or sub-category	手術群 n/N	無治療群 n/N	OR(fixed) 95% CI	Weigt %	OR(fixed) 95% CI
Garcia-Velasco 2004	44/147	18/63		35.94	1.07(0.56, 2.05)
Suganuma 2002	18/62	11/30		21.42	0.71(0.28, 1.78)
Tinkanen 2000	12/55	17/45		29.76	0.46(0.19, 1.11)
Wong 2004	18/36	13/38		12.87	1.92(0.75, 4.90)
Total(95% CI)	300	176		100.00	0.92(0.61, 1.38)

Total events: 92(Treated endometrioma), 59(non treated)
Test for heterogeneity: Chi²=5.29, df=3(P=0.15), I²=43.3%
Test for overall effect: Z=0.34(P=0.73)

0.1 0.2   0.5 1   2   5   10
Favors non-treatment   Favors treatment

図 6-6 IVF 前の嚢胞摘出施行群と無治療群との妊娠率の比較
患側の採卵数は減るが，片側卵巣が正常であれば，嚢胞摘出術による妊娠率への影響はない．
(Tsoumpou I, et al. Fertil Steril. 2009; 92: 75-87[8])

から，Hamdan らは，卵巣の反応性低下は卵巣チョコレート嚢胞の存在そのものによると提案している[9]．一方，Bourdon らは，年齢と AMH をマッチさせた研究で，チョコレート嚢胞の存在と手術既往が卵巣反応性低下に関係しているが，妊娠率は変わらなかったと報告している．また，多変量のロジスティック解析では手術既往が卵巣反応性低下に関係していた[10]．

また，両側卵巣チョコレート嚢胞の手術後では，採卵数，受精卵数，妊娠率も有意に低下することがケースコントロール研究で示されている[11]．

最近，血中 AMH（anti mullerian hormone 抗ミューラー管ホルモン）測定が可能になって，手術前後の AMH 値から卵巣予備能が評価されている．AMH は前胞状あるいは小胞状卵胞の顆粒膜細胞から産生されるため，残存卵胞数を反映すると考えられている．AMH は，月経周期期間やホルモン治療によって変動しないことから卵巣予備能の指標として汎用されている．

当科の検討では，卵巣チョコレート嚢胞があると術前の AMH 値が他の良性卵巣腫瘍患者より低いこと，嚢胞摘出術後は AMH が有意に低下し，35 歳以上の患者では低下の割合が大きいことが明らかとなった[12]．

手術前と 1 カ月および 1 年後の AMH 値を比較検討した研究では，術後 1 カ月では AMH は有意に低下するが，1 年後にはおよそ半数例では回復がみられるものの半数では低下したままに留まることも報告されている[13] **図 6-7** ．

このように，嚢胞摘出術による卵巣へのダメージが必発であることが示されていることから，将来の妊娠を希望する患者への対応は慎重を要し，手術回

1)

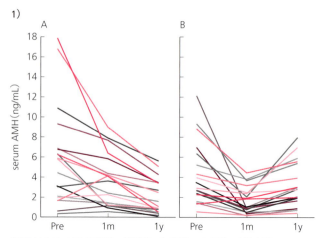

血清 AMH レベルの推移：術前（Pre），術後 1 カ月（1m）および術後 1 年（1y）で，回復しなかった低下群（A）と回復した上昇群（B）．

2)

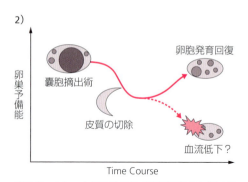

卵巣チョコレート囊胞摘出後の卵巣予備能に関する仮説

図 6-7 チョコレート囊胞摘出 1 年後の AMH 低下
囊胞摘出術 39 例，片側（22），両側（17）例．低下群（19）と上昇群（20）の間に，両側例の割合，囊胞の大きさ，ASRM スコア，出血量などに差はなかった．
(Sugita A, et al. Fertil Steril. 2013; 100: 516[13])

数は極力少なくすることと，手術時期について患者のライフステージを考慮して決めることが大事である．

5. 深部子宮内膜症
（deep infiltrating endometriosis: DIE）

　DIEは，組織学的には腹膜表面から5 mm以上深部に子宮内膜組織が存在するものとして定義されている．DIEに対するexcisional surgery（ダグラス窩開放と深部病巣切除）は，高度の技術を有する術者にとってさえ合併症のリスクを伴う難易度の高い手術である．直腸腟内膜症手術の合併症発生率はおよそ10％といわれている．大腸・直腸切除が行われた場合は，システマティックレヴューによると4分の1で疼痛再発があり，5分の1で再度の処置が必要となる[14]．

　DIEに対して開腹あるいは腹腔鏡によるexcisional surgeryを行った場合の術後妊娠率は24～54％と報告されている．excisional surgeryが妊孕能に及ぼす影響について検討したRCTは存在せず，疼痛改善における有用性も明らかではない．excisional surgeryには重大な合併症を伴うことから，不妊のみのDIEには適応とならない．

6. 長期薬物療法について

　手術療法は最も有効であり，一時的な症状の軽快はほぼ得られるものの，全例で完治するわけではない．術後薬物療法を行わないと，症状あるいは病変の再発は5年で40％から50％である．特に，卵巣チョコレート嚢胞は術後3年間は毎年10％ずつ再発する[15]．また，手術を受けた患者の半数は，2年以内に鎮痛剤やホルモン治療が必要になるといわれている[14]．

　前述したように，現在用いられているホルモン療法はいずれも排卵抑制を主な作用としてる．ホルモン製剤の種類には関係なく，無月経が得られれば疼痛は抑制されるが，薬剤によって使いやすさ，副作用やコストに差がある．そこで，安全性が高く，長期間にわたって使いやすい薬剤が理想的である．

　晩婚化や少子化といった現代女性のライフスタイルは，女性生涯の月経回数の増加を招き，子宮内膜症の発生リスクを高めている．現在の子宮内膜症治療の基本的スタンスとしては，月経の回数を減らすことで症状の緩和と病変の活動性をコントロールするということになる Memo 11 ．

Memo 10

卵巣チョコレート囊胞の発生機序

　卵巣チョコレート囊胞の発生機序にはいくつかの説が提唱されている．主なものは，1）卵巣表層上皮の迷入，2）卵巣外の偽囊胞，3）卵胞内への出血などである．鳥取大病院で腹腔鏡下手術を行った卵巣チョコレート囊胞 254 例の中で，術中に卵巣と腹膜との間に癒着が認められたのは 246 例（96.8%）であった．囊胞摘出術のために卵巣周囲の癒着剥離を行うと，ほぼ必ず囊胞からのチョコレート様の内溶液が漏出する メモ図 10-1 ．また，この癒着は，ほぼ必ずといっていいほど卵巣が重力で腹膜や子宮と接する部位にある．このような事実から，この漏出は囊胞壁の穿孔ではなく，卵巣外から卵巣に入り込むようにできた偽囊胞の入口部であることが推測できる メモ図 10-2 ．

　卵巣チョコレート囊胞が卵巣外からの偽囊胞であるとすると，囊胞摘出術を行う際の問題点が明らかとなる．卵巣チョコレート囊胞の壁は，囊胞内腔側から皮質・髄質・皮質という構造となる．卵胞は卵巣皮質内に存在し，皮質は固く髄質は柔らかい．チョコレート囊胞壁を剥がそうとする時には，剥離層は鋭利に皮質の中を切り裂いていかない限り，抵抗減弱部位である髄質部分になってしまう．その結果，内腔側の皮質内に存在する卵胞は剥離された壁とともに摘出されることとなる メモ図 10-2 ．

　一方で，卵巣組織凍結の研究から興味深い研究成績が示されている．卵巣内の原始卵胞は卵巣表面から 0.75 mm の皮質内にある メモ図 10-3 ．この卵胞の位置から考えると，菲薄化した卵巣チョコレート囊胞壁の内腔から 1 mm 以内の層で剥離しなければ，チョコレート囊胞壁の卵胞を温存できないことになる．発生機序と卵巣の構造から考えると，卵胞温存手術がいかに困難なものか想像できる．

Memo 10

メモ図10-1 腹腔鏡下卵巣チョコレート嚢胞摘出術

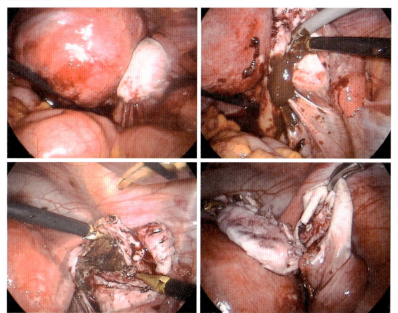

メモ図10-2 卵巣チョコレート嚢胞の発生機序

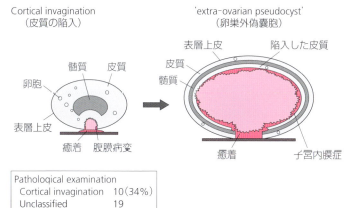

Pathological examination	
Cortical invagination	10 (34%)
Unclassified	19
Total	29

(Scurry J, et al. Classification of ovarian endometriotic cysts. Int J Gynecol Pathol. 2001; 20: 147-54)

メモ図 10-3 凍結保存のために切り出された卵巣組織

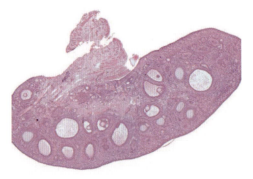

すべての原始卵胞は表面から 0.75 mm の皮質内にある．
(Silber SI. Mol Hum Reprod. 2012; 18: 59-67[16])

Memo 11

子宮内膜症の予防

　子宮内膜症は主に何歳ごろから発生するのだろうか？　子宮内膜症の初期病変と考えられる腹膜病変の発生時期をこれまでの論文報告をもとに考察してみると，診断時からおよそ 15 年前と類推できる．

　子宮内膜症が診断された時に，症状がいつ頃からあったかを聞き取った調査によると，およそ 10 年前から症状が発現していたとされている[17,18]．腹膜病変は色調によって，透明，赤，黒，白に分けられるが メモ図 11-1 ，腹腔鏡による観察によって透明，赤，黒のそれぞれの病変が主体であった患者年齢を調べた報告がある[19]（ メモ図 1-1 参照）．透明の病変が主体のものは平均年齢が 20 歳代前半，赤い病変は 20 歳代半ば，黒は 30 歳代前半とほぼ 5 歳ごとに主病変が変化していた．この中で，最も疼痛症状が強いのは赤色病変といわれている[20]．

　これらを合わせて考えると，子宮内膜症と診断される年齢は一般に 25 歳から 35 歳にピークがあるから，この 10 年前から症状が発現していること，症状の強い赤色病変がこの時期にあったとすると，最も初期と考えられる病変はそ

Memo 11

メモ図 11-1 腹膜病変の種類

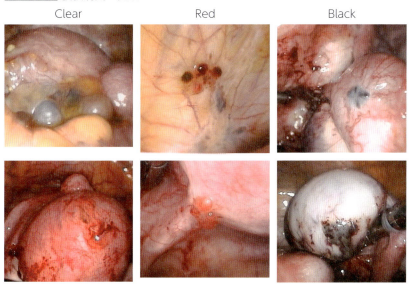

メモ図 11-2 子宮内膜症の予防

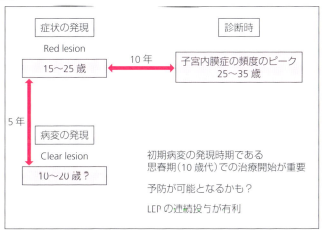

の5年前に出現した可能性がある．つまり，診断のピークから15年前の10歳から20歳の初経から間もない10歳代で発病しているものと推測される メモ図11-2．また，卵巣チョコレート嚢胞の発生機序としては，腹膜病変に卵巣が癒着するところから始まり，cortical invaginationによる嚢胞壁の増大が起こり形成される extra-ovarian pseudocyst と考えられる（Memo 10 参照）．

　一方で，思春期に重症の月経困難症があったり，月経時に学校を休んだり，鎮痛剤が無効の月経困難症があったものでは子宮内膜症の発生リスクが高いことが知られている[21]．2008年に LEP 製剤が発売されてから，子宮内膜症の月経困難症や術後の再発予防に広く用いられている．LEP 製剤の長期投与によって，卵巣チョコレート嚢胞は縮小することも示されている．

　これらの事実から，思春期に月経困難症があったり子宮内膜症と診断された女性に対して，LEP による長期薬物療法を行うことで症状のコントロールと病変の進行を予防できる可能性がある．最も重要なのは，子宮内膜症の予防によって妊孕能温存が可能となることである．

🔖 文献

1) Sallam HN, et al. Long-term pituitary down-regulation before in vitro fertilization (IVF) for women with endometriosis. Cochrane Database Syst Rev. 2006; Issue 1. Art. No.: CD004635.
2) Duffy J, et al. Laparoscopic surgery for endometriosis. Cochrane Database Syst Rev. 2014; Issue 4.
3) Vercellini P, et al. Surgery for endometriosis-associated infertility: a pragmatic approach. Hum Reprod. 2009; 24: 254-69.
4) Hart RJ, et al. Excisional surgery versus ablative surgery for ovarian endometrioma. The Cochrane Library. 2005; Issue 3.
5) Demirol A, et al. Effect of endometrioma cystectomy of IVF outcome: a prospective randomized study. Reprod Biomed Online. 2006; 12: 639-43.
6) Somigliana E, et al. Should endometriomas be treated before IVF-ICSI cycles? Hum Reprod Update. 2006; 12: 57-64.
7) Matsuzaki S, et al. Analysis of risk factors for the removal of normal ovarian tissue during laparoscopic cystectomy for ovarian endometriosis. Hum Reprod. 2009; 24: 1402-6.
8) Tsoumpou I, et al. The effect of surgical treatment for endometrioma on in vitro fertilization outcomes: a systematic review. Fertil Steril. 2009; 92: 75-87.
9) Hamdan M, et al. The impact of endometrioma on IVF/ICSI outcomes: a sys-

tematic review and meta-analysis. Hum Reprod Update. 2015; 21: 809-25.
10) Bourdon M, et al. Endometriosis and ART: a prior history of surgery for OMA is associated with a poor ovarian response to hyperstimulation. Plos ONE. 2018; 13: e0202399.
11) Somigliana E, et al. IVF-ICSI outcome in women operated on for bilateral endometriomas. Hum Reprod. 2008; 23: 1526-30.
12) Taniguchi, et al. Analysis of pregnancy outcome and decline of anti-Mullerian hormone after laparoscopic cystectomy for ovarian endometriosis. J Obstet Gynecol Res. 2016; 42: 1534-40.
13) Sugita A, et al. One-year follow-up of serum antimullarian hormone levels in patients with cystectomy: are different sequential changes due to different mechanisms causing damage to the ovarian reserve? Fertil Steril. 2013; 100: 516-22.
14) Vercellini P, et al. Endometriosis: pathogenesis and treatment. Nat Rev Endocrinol. 2014; 10: 261-75.
15) Guo SW. Recurrence of endometriosis and its control. Hum Reprod Update. 2009; 15: 441-61.
16) Silber SI. Ovary cryopreservation and transplantation for fertility preservation. Mol Hum Reprod. 2012; 18: 59-67.
17) Husby GK, et al. Diagnostic delay in women with pain and endometriosis. Acta Obstet Gynecol Scand. 2003; 82: 649-53.
18) Hadfield R, et al. Delay in the diagnosis of endometriosis: a survey of women from the USA and the UK. Hum Reprod. 1996; 11: 878-80.
19) Redwine DB. Age-related evolution in color appearance of endometriosis. Fertil Steril. 1987; 48: 1062-3.
20) Demco L. Mapping the source and character of pain due to endometriosis by patient-assisted laparoscopy. J Am Assoc Gynecol Laparosc. 1998; 5: 241-5.
21) Chapron C, et al. Questioning patients about their adolescent history can identify markers associated with deep infiltrating endometriosis. Fertil Steril. 2011; 95: 877-81.
22) Silber SI. Ovary cryopreservation and transplantation for fertility preservation. Mol Hum Reprod. 2012; 18: 59-67.

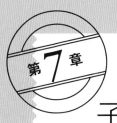

第7章 子宮内膜症の治療

1. 子宮内膜症治療の変遷

子宮内膜症治療は，主に薬物療法と手術療法に大別される．本邦における治療の変遷を概観すると 図7-1 ，手術および薬物療法ともにめざましい進歩を遂げている．残念ながら，発生病因が突き止められていないことから根本的な治療とはいえないが症状と病変進行のコントロールは可能となった．

子宮内膜症手術は，腹腔鏡手術機器の発達により開腹手術から腹腔鏡手術が主流となった．ビデオカメラの開発によって，モニター上に手術野を映し出して複数の医師による手術操作が可能となり，画像精度の向上により難易度の高い手術が行われるようになった．1994年に腹腔鏡手術が保険適応となってからは，婦人科腹腔鏡手術件数は年々増加している．2009年からはロボット手術が始まったが，2018年になって子宮全摘出術が保険適応となった．今後は，ロボット手術も重症例の高難度手術に応用されていくであろう．

薬物療法は1983年のダナゾールの発売までは，ジドロゲステロン（デュ

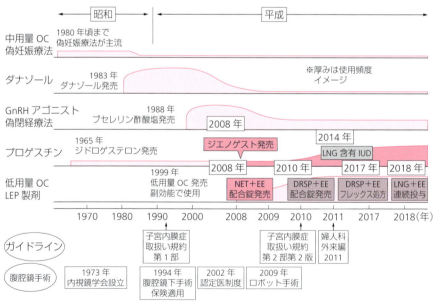

図7-1 子宮内膜症治療の歴史
（吉村𣳾典, 他. Ther Res, 2012; 33: 17-24, 百枝幹雄. Prog Med. 2006; 26: 825-8 より改変）

ファストン®）のみが子宮内膜症の適応薬であり，中用量ピルによる偽妊娠療法が主に行われていた．ダナゾールは，プロゲスチンである 17α-ethinyl-testosterone の誘導体で，経口で吸収され肝臓で代謝される．通常 400 mg（200〜800）/日を月経中から 3 から 6 カ月投与する．LH サージの抑制による排卵抑制の結果，卵巣からのエストロゲン低下と子宮内膜症組織への直接作用もある．疼痛症状の抑制とダグラス窩の硬結改善などの自他覚所見の改善が得られる．しかしながら，アンドロゲン作用や肝機能障害，また血栓症などの副作用から 1988 年に GnRH アゴニストが発売されるとほぼ使用されなくなった．

GnRH アゴニストが発売された 1988 年から 2008 年の 20 年間は，子宮内膜症治療は GnRH アゴニストと腹腔鏡手術の時代となった．GnRH アゴニストは，ブセレリン®（経鼻，注射），ナファレリン®（経鼻），リュープロレリン®（注射），ゴセレリン®（注射）などが発売された．GnRH アゴニストには 6 カ月の投与期間制限があったため，薬物単独で治癒を目指すものではなく，手術療法との組合せが工夫された．

子宮内膜症の腹腔鏡手術は，まず腹膜病変の電気焼灼と簡単な癒着剝離術が行われた．その後は，卵巣チョコレート嚢胞の嚢胞摘出術やダグラス窩の癒着開放術が行われるようになった．現在では，仙骨子宮靱帯，子宮腟部や直腸前面などの深部病変（DIE）も切除対象となっている．

2008 年には，プロゲスチンであるジエノゲストと LEP（low-dose estrogen progestin）製剤であるルナベル® が発売され，子宮内膜症の薬物療法にパラダイムシフトがもたらされた．両薬剤とも保険適応を受けるために対照薬およびプラセボとの無作為化比較試験が行われ，貴重なエビデンスとして論文化された[1,2]．これらの薬剤の特徴は，比較的副作用が少なく，年単位で長期間にわたって使用できることである．それまでの 20 年間でわかったことは，腹腔鏡手術は有効性が高いが再発率も高く，卵巣への手術操作は卵巣予備能低下を招くことである．そして，手術および薬物ともに短期治療で根治は得られない．そこで，手術回数はなるべく少なく，薬物療法を上手に使って個々の患者の人生を通した長期間にわたる治療指針を考える必要性が強調された．

実際に，ジエノゲストと 2 種類の LEP 製剤が開発されてからは，5 年以上の長期にわたって薬物療法で症状コントロールが可能であり，薬物療法後に妊娠する例もあるし，1 回の手術で完治する患者も増えている．

表7-1 ドイツの婦人科医 1,152人へのインタビュー結果（2002）

● OCの連続投与による治療を考えるのはどのような疾患ですか？

対象疾患	連続投与で治療する患者の割合
月経困難症	84.9%
子宮内膜症	75.0%
過多月経	74.1%
月経前緊張症	71.1%
多嚢胞性卵巣症候群	42.0%
出血性素因	35.6%
避妊効果の増強のため	15.1%

● OCを何パック処方しますか？
　3 packs (63 d) 61%, 6 packs (126 d) 12%, 4 packs (84 d) 11%
(Wiegratz I, et al. Attitude of German women and gynecologists towards long-cycle treatment with oral contraceptives. Contraception. 2004; 69: 37-42)

　2014年には，プロゲスチンであるレボノルゲストレル含有子宮内システム（LNG-IUS）が過多月経と月経困難症に保険適応となった．本剤は子宮内に挿入され，局所のホルモン濃度を上昇させて効果を発揮する．副作用は少なく，5年間有効であることから，子宮腺筋症やDIEなどで著効例も報告されている．さらに，2017年には，ドロスピレノン含有LEPを120日間連続投与できる製剤が発売された[3]．また，2018年にレボノルゲストレル含有LEPの連続投与製剤が発売された．すでに欧米では，10年以上前から有症状の患者に対して経口避妊薬の連続投与がオフラベルで行われてきた ．今後は，本邦でもLEP連続投与法が主流になっていくと考えられる．

2. 手術療法

　子宮内膜症手術の原則は，できる限り広汎に病巣を取り除くことと癒着を解除して骨盤内臓器の解剖学的な位置異常を矯正することにある．しかしながら，悪性腫瘍ではないので切除範囲を拡大する必要はないし，多臓器損傷などの合併症の発生頻度も考慮した上で術式を選択する．

　子宮内膜症の手術療法は婦人科手術の中で最も高難度であり，合併症の発

生頻度も高く，高い技術を要する．開腹手術では，微細な病変や繊細な癒着剥離が難しいことがあり，術野を拡大視できる腹腔鏡下手術が適している．日本では普及が遅れているが，ロボット手術は3次元画像で腹腔鏡よりも拡大視できるので，高難度症例に向いている．

腹膜病変

腹膜病変に対しては，電気メスやレーザーなどのエネルギーデバイスを用いて凝固あるいは蒸散するか，周辺腹膜とともに切除する．

Demcoの局所麻酔による腹腔鏡検査時の腹膜病変刺激と痛みの発生に関する検討によると，鉗子刺激による痛みの頻度が高かったのは，Red vascular＞White scar＞Black＞Clear病変の順であった．活動性が高い赤色病変が痛みを起こしやすいことから，微細な病変も見逃さないことが必要と考えられる[4]．

卵巣チョコレート囊胞

卵巣チョコレート囊胞の手術療法には，表7-2 に示すような方法がある．保存手術には，開腹よりも腹腔鏡下手術が適している．囊胞内容の吸引後，壁の焼灼や凝固を行うよりも囊胞摘出術が，術後の再発率や妊娠率ともに優れている[5]．この成績をもとに，世界中で卵巣チョコレート囊胞に対して囊胞摘

表7-2 卵巣チョコレート囊胞の外科治療

1. 手術治療
   腹腔鏡下手術
   　a）保存手術
   　　　囊胞吸引術
   　　　囊胞吸引術＋囊胞壁焼灼・凝固（電気メス，レーザー，アルゴンプラズマ）
   　　　囊胞摘出術
   　　　囊胞摘出術＋囊胞壁焼灼・凝固（combined法）
   　b）根治手術
   　　　付属器摘出あるいは卵巣摘出
   開腹手術
2. 超音波ガイド下吸引＋アルコール固定術

出術が専ら行われた．しかし，囊胞摘出術によって卵巣予備能が低下することが明らかとなってからは，先進国での晩婚化の影響もあって囊胞摘出術に対する見直しがされている．さらに，LEPやプロゲスチンなどの長期投与が可能な薬物が保険適応となったことで，手術時期と回数について調節することが可能となった．

　囊胞摘出を避けて，卵巣予備能を温存するための手法としては囊胞吸引とアルコール固定術を行うか，囊胞摘出と壁の凝固・蒸散を組み合わせる報告がある．囊胞吸引とアルコール固定術は経腟超音波下に施行可能であることから，本邦では不妊クリニックで体外受精の前に盛んに行われている Memo 13 ．Two-step法が報告されている[6]．最初の腹腔鏡手術ではチョコレート囊胞周囲の癒着剥離と囊胞を開口の後，内溶液の吸引と十分な洗浄を行う．その後，12週間のGnRHアゴニスト療法を行ってから2回目の腹腔鏡手術でおよそ半分の直径になった囊胞壁の電気凝固あるいはレーザー蒸散を行う．2回の手術を要するが，囊胞摘出を避けるための有力な手段の一つである．

　Combined法の報告もある[6]．Donnezらは，卵巣門の対側から囊胞切開を加えて囊胞摘出術を80〜90％行って，卵巣門部分はCO_2レーザーで蒸散するという囊胞摘出と壁の蒸散の組み合わせた方法を報告している[5]．いずれの方法も卵巣機能温存のための工夫であるが，前方視的な研究はほとんどなく，卵巣機能の評価法が異なっていることから比較が困難であり，今後の研究成果が待たれる分野である．

　囊胞摘出術は，初心者に比較して熟練の術者が行うほうが卵巣へのダメージが軽減できることが示されている[7]．手術手技に関してはCanisらが提唱しているSurgical Arrow法が有力である 図7-2 [8]．しかしながら，経験に基づいた手術手技であり，科学的に有用性が示されているわけではない．

深部子宮内膜症（DIE）

　DIEの治療も通常の子宮内膜症と同様であり薬物療法と手術療法がある．尿路あるいは腸管の狭窄症状が明らかな場合は，手術療法の適応となる．症状が軽度の場合は，薬物療法を試みることもできる．いずれも長期の管理が必要となるので，LEPあるいはジエノゲストが選択される．症状の強いものには，GnRHアゴニストを先行させてLEPあるいはジエノゲストの継続投与を推奨

2. 手術療法

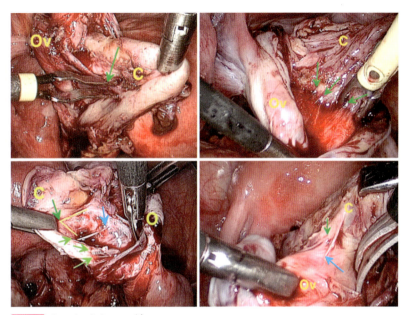

図7-2 Surgical Arrow 法
術者は囊胞壁にみえる Arrow を切除する（緑の矢印）．みえることは稀であるが，卵巣側の Arrow は切らない（青の矢印）．
C: 囊胞壁　Ov: 卵巣組織
(Canis M, et al. Fertil Steril. 2012; 99: e7[8])

するものもある．治療期間としては，妊娠を希望する時あるいは閉経までということになる．原則として，若年者には LEP が適しているし，40 歳以降はジエノゲストの安全性が高い．

　直腸腟内膜症の手術では合併症の発生率が比較的高く，特に腸管の合併切除が行われると 10% 近いとの報告もある[9]．手術の実際には，保存的な shaving 法，disc resection 法とより根治的な腸管切除に分けられる．保存的療法は術後合併症が少ないものの再発率が高く，システマティックレビューでは 25% で疼痛再発があって，この中の 20% に再手術などが必要となった[10]．最近では，ロボット手術の有用性が報告されている[11]．ロボット補助下の内視鏡手術は，3 次元で拡大視ができて，鉗子操作の自由度が高く繊細な手術手技ができるため重症子宮内膜症手術への応用が期待される．

3. 薬物療法

子宮内膜症に合併する不妊には薬物療法は無効である．子宮内膜症の薬物療法は，疼痛症状に対する対症療法と症状とともに子宮内膜症病変の縮小あるいは進展阻止を目指すホルモン療法に分けられる．

対症療法

① NSAIDs

子宮内膜症による月経痛などの疼痛に対しては，まず NSAIDs が投与される．NSAIDs 服用のポイントは，なるべく疼痛が始まる前か始まってすぐに早めに服用することである．

【処方例】 鎮痛剤
　ロキソプロフェンナトリウム錠（60 mg）　3 錠　分 3
　インドメタシン坐剤（25 mg）　疼痛時頓用

② 漢方薬

疼痛症状に対して，当帰芍薬散や桂枝茯苓丸が用いられるが，あくまで効果は限定的である．最近では，漢方薬の鎮痛作用や抗炎症作用が科学的に証明されており，安全性も高いことから再評価が進んでいる．

【処方例】 漢方薬
　当帰芍薬散　3 包　分 3　食間
　桂枝茯苓丸　3 包　分 3　食間

ホルモン療法

① LEP 低用量エストロゲン・プロゲスチン製剤（low-dose estrogen progestin: LEP）

低用量経口避妊薬（OC）はエストロゲンとプロゲスチンを含有しており，排卵および子宮内膜の増殖を抑制し出血量を減らして，プロスタグランジンなどの産生を低下させることで月経痛を改善させると考えられる．4 つの無作為化比較（randomized controlled trial: RCT）からなるメタアナリシスにお

3. 薬物療法

いて，中用量のエストロゲンプロゲスチン合剤が月経痛に有効であることは示されていた[12]が，子宮内膜症患者を対象として OC の有用性を検討した RCT は行われてこなかった．主に，欧米では月経困難症などに OC がオフラベルで経験的に使われていた Memo 12 ．

● EE＋NET

こうした背景のなか，本邦において1相性 OC（エチニルエストラジオール 0.035mg＋ノルエチステロン 1mg; Ethynyl estradiol＋Norethisterone: EE＋NET）と同一成分の LEP を用いた世界で初めてのプラセボ対照試験 RCT が行われた[1]．開腹または腹腔鏡手術にて子宮内膜症が診断された症例もしくは画像診断でチョコレート嚢胞が確認された症例を対象とした．100 例を LEP（EE＋NET）群とプラセボ群に無作為に割り付けた．薬剤投与前2周期，薬剤が投与された4周期，投与後1周期を観察期間とした．評価可能であった EE＋NET 群（49 例）とプラセボ群（47 例）の間で，被験者背景（主訴，発症部位，Beecham 分類，VRS，既往歴，治療歴など）に有意差は認められなかった．

EE＋NET 群は，投与第1周期から投与終了時まで，プラセボ群に比較して新たに開発した VRS による月経困難症スコアが有意に低かった 表7-3 ，図7-3 ．スコアは，プラセボ群に比して（−0.6）EE＋NET 群で（−2.0）有意に低下した．直径 3cm 以上の卵巣チョコレート嚢胞の体積を投与前後で比較すると，EE＋NET 群では有意に縮小していた．EE＋NET に関連した重篤な有害事象はなかった．不正性器出血と悪心の発現率は EE＋NET 群で有意に高かった．以上の結果から EE＋NET は，子宮内膜症に伴う月経困難症に対し，有効で副作用の少ない治療薬であることが示された．この成績をもとに 2008 年4月製造承認が得られ保険処方が可能となった．

さらに，123 例の子宮内膜症あるいは臨床子宮内膜症の患者を対象に，1年間の長期投与試験が行われている．投与前に4点以上あった月経困難症スコアは，4周期を過ぎて投与継続されると2点を超えて約 1.5 点まで低下した 図7-4 ．他覚所見の一つであるダグラス窩の硬結も4周期以降では有意に改善された．

月経困難症スコアが2点以上改善したものを改善例として改善率をみると，投与3周期で改善例は 60% を超え，その後は徐々に増加して3周期後には 80% に達した 図7-5 ．LEP の長期投与によって改善例が増加することが示さ

表7-3 月経困難症　評価スケール

月経困難症スコア合計（月経困難症の程度スコアと鎮痛薬の使用スコアの合計）

	程度	内容	
月経困難症の程度	なし	なし	0
	軽度	仕事（学業・家）に若干の支障あり．	1
	中等度	横になって休憩したくるほど仕事（学業・家）への支障をきたす．	2
	重度	1日以上寝込み，仕事（学業・家）ができない．	3
鎮痛薬の使用	なし	なし	0
	軽度	直前（あるいは現在）の月経期間中に，鎮痛薬を1日使用した．	1
	中等度	直前（あるいは現在）の月経期間中に，鎮痛薬を2日使用した．	2
	重度	直前（あるいは現在）の月経期間中に，鎮痛薬を3日以上使用した．	3

(Harada T, et al. Fertil Steril. 2008; 90: 1583-8[1]). Harada T, et al. Fertil Steril. 2011; 95: 1928-31[13])

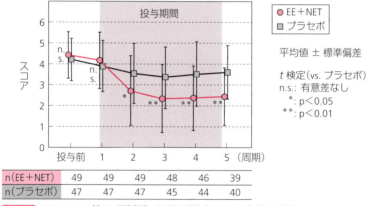

図7-3　EE＋NET 第3相試験: 月経困難症スコア合計の推移

EE＋NET 群では，プラセボ群に比較して月経困難症スコア合計が2周期以降で有意に低下した．
(Harada T, et al. Fertil Steril. 2008; 90: 1583-8[1])

れた．長期投与試験においても重篤な副作用はみられなかった．主な副作用は不正出血である 図7-6 ．LEP は安全性が高く，長期投与も可能であることから子宮内膜症の月経痛に対する第一選択薬となった．また，同薬剤については機能性月経困難症を対象とした臨床試験が行われて，疼痛抑制効果が示された[13]．さらに，EE を 0.02 mg に減量した製剤の有用性も示された[14]．

3. 薬物療法

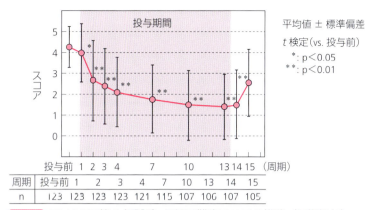

図 7-4 EE＋NET 第 3 相試験: 月経困難症スコアの推移（長期投与）
EE＋NET 投与により，投与前に比較して月経困難症スコア合計は 1 周期以降で有意に低下し，投与期間中その効果は持続した．

● **EE＋DRSP**

その後，血栓症の副作用リスクを軽減するために EE を 0.02 mg に減量して，プロゲスチンとしてはドロスピレノン（drospirenone: DRSP）3 mg を含有する LEP の機能性および器質性月経困難症を対象とした臨床試験が行われた．本剤の特徴は，DRSP が抗ミネラルコルチコイド作用および抗アンドロゲン作用を持つことと，実薬 24 錠とプラセボ 4 錠からなり休薬期間を短縮していることである．頭痛，骨盤痛，乳房痛といった不快症状は休薬期間に多いことから，このような副作用の軽減につながる．

臨床試験では，EE＋NET の臨床試験と同じ月経困難症スコアが用いられてほぼ同等の疼痛抑制作用が確認された．本剤のもう一つの特徴は，米国で月経前不快気分障害（premenstrual dystrophic disorder）に対する適応があり，効果が期待されることである．

● **EE＋DRSP 連続投与製剤**

OC や LEP 製剤の投与方法は，休薬期間やプラセボを含めて 28 日間周期で服用を繰り返す周期投与が一般的であった．

投与方法の種類としては，周期投与と延長周期，フレックス，連続投与などがある 図7-7 ．子宮内膜症の疼痛に対する効果としては周期投与よりも連続投与のほうが有効であることが，術後の疼痛再発例を対象とした臨床研究で 2003 年には示されていた[15] 図7-8 ．また，チョコレート嚢胞の手術後に OC

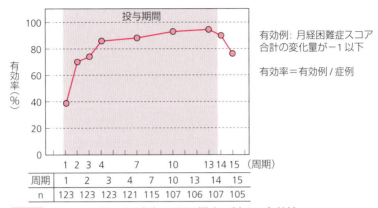

図7-5 EE+NET 第3相試験: 月経困難症に対する有効性

月経困難症に対する有効性は4周期投与でほぼ上限に達したが，その後も有効率は漸増した．比較臨床試験での有効性の結果を合わせて考えると，3周期投与後に投与継続の判断を行うことが妥当であると考えられた．

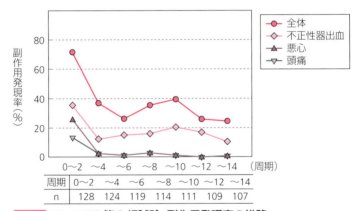

図7-6 EE+NET 第3相試験: 副作用発現率の推移

副作用発現率は，ルナベル配合錠投与後2周期までが最も高かった（71.9％）が，その後低下した．また，服薬期間が長くなるにつれ，発現頻度が目立って高くなる副作用はなかった．

を周期あるいは連続投与した3つの成績をまとめたメタアナリシスが行われた．この結果からは，月経痛の再発抑制については連続投与が周期投与に比べて有意に優れており，チョコレート嚢胞の病変再発抑制効果は，有意差はなかったものの連続投与が良い結果であった[16]．図7-9．

3. 薬物療法

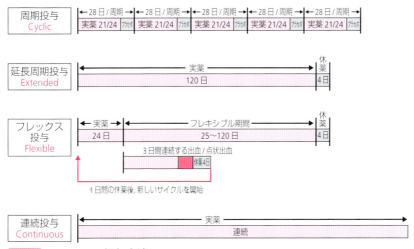

図7-7 OC/LEP の投与方法

　本邦では，連続投与における最大の問題点である不正出血を軽減するフレックス投与法を取り入れた EE＋DRSP 製剤の臨床試験が行われた．子宮内膜症患者を対象とした臨床試験では，プラセボを対象とした二重盲検 RCT と不正出血の対照群としてジエノゲスト群が設けられた 図7-10．フレックス投与法は，まず 28 日間服用してからその後も連続的に服用するが，不正出血が連続して 3 日間続いた場合は 4 日間休薬してから最初に戻るという服用法である．単純に連続的に服用するよりも不正出血の頻度が低いことがわかっていた．主要評価項目は 24 週時の最も高度な骨盤痛の VAS 値の変化量であり，プラセボ群に比較してフレックス投与群では有意に骨盤痛が改善された 図7-11．連続投与群は 52 週まで投与され，プラセボ群も 24 週以降は実薬を連続投与された．疼痛改善効果は持続して，52 週まで保たれた 図7-12．また，卵巣チョコレート嚢胞はフレックス群で有意に縮小した 図7-13．主な副作用は性器出血や不正出血であった[3]．

　フレックス投与された際の出血による休薬までに服用できた日数（継続日数）は，子宮内膜症患者で平均 43.9 日，月経困難症患者で 42.5 日，両者を合わせると 43.3 日であった．海外で避妊を目的に行われた試験では，平均継続日数は 78.2 日であった．本邦の臨床試験での継続日数が短いが，これは点状出血のような少量出血が 3 日続いても休薬したためと推測される．実際の臨床

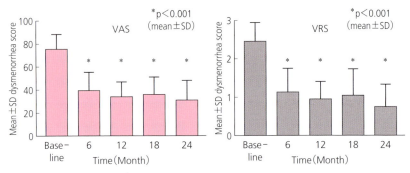

*: p.001 compared with corresponding baseline value, paired *t* test.
VAS: Visual analog scale, VRS: Verbal rating scale

図7-8 子宮内膜症術後の周期投与無効例への連続投与の長期疼痛改善効果
子宮内膜症手術の術後にOCを周期的に投与したが疼痛が再発した50例の患者に対してOCの連続投与を行った．2年間にわたって疼痛抑制効果がみられ，患者満足度も高かった．
(Vercellini P, et al. Fertil Steril. 2003: 80: 560-3[15])

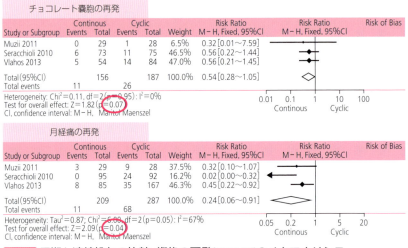

図7-9 周期と連続投与の比較：術後の再発についてのメタアナリシス
(Muzii L, et al. Am J Obstet Gynecol. 2016; 214: 203-11[16])

　では，点状出血があっても服用継続して問題はなく継続日数が延びることが本剤の有用性を高めると考えられる．
　本研究ではジエノゲスト群が不正出血の対照薬として設定された．投与期間中の不正出血はジエノゲストに比較してEE+DRSP群では軽度であった．

3. 薬物療法

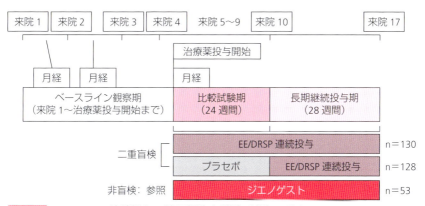

図7-10 EE＋DRSP連続投与の第Ⅲ相臨床試験: 試験デザイン

本試験は，多施設共同，無作為化，二重盲検，プラセボ対照，および非盲検，実薬対照（ジエノゲスト），並行群間比較試験（24週間）ならびにそれに続く28週間の非盲検，実薬対照（ジエノゲスト），長期継続投与試験であり，ベースライン観察期，比較試験期，長期継続投与期および追跡観察期からなる．

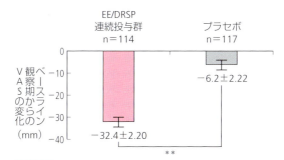

図7-11 EE＋DRSP連続投与の第Ⅲ相臨床試験: 最も高度な骨盤痛*のVAS値の変化（24週）（主要評価項目）分散分析

＊：患者日誌（eDiary）に毎日（来院1〜4，来院8〜10）記録されたVAS（mm）の最大値
＊＊：$p<0.0001$
mean±SD

興味深いのは，ジエノゲストとEE＋DRSP連続投与の疼痛抑制作用が直接比較できたことである．これまでLEPの周期投与とジエノゲストの効果を直接比較した成績はないが，経験的にジエノゲストの疼痛抑制効果は高く，腺筋症や深部内膜症例にも効果があったことからLEPより疼痛抑制作用は強いと考

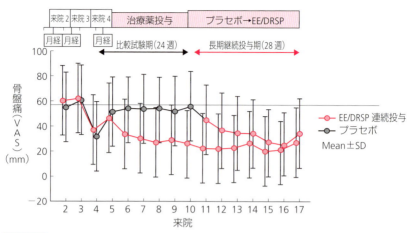

図 7-12 EE＋DRSP 連続投与の第Ⅲ相臨床試験：最も高度な骨盤痛＊の推移（52週）（主要評価項目）

＊：図 7-11 に同じ

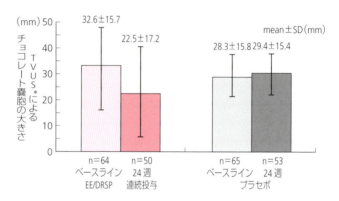

＊TVUS：経腟超音波検査

図 7-13 EE＋DRSP 連続投与の第Ⅲ相臨床試験：チョコレート囊胞の変化（副次評価項目）

えられていた．本研究での直接比較では，24週時ではやはりジエノゲストの作用が強く差がみられたが，52週時点では差が少なくなり LEP の連続投与の効果が十分に強いことがうかがえる 図7-14 ．貴重なデータであり，症例によって薬剤の選択を考える上での参考となる．本剤は 2017 年に承認を受けて販売されている．

3. 薬物療法

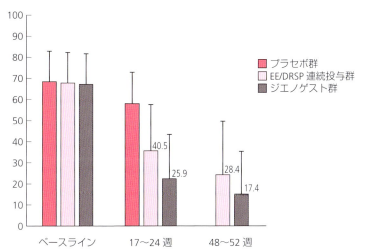

図7-14 EE＋DRSP連続投与の第Ⅲ相臨床試験: 最も高度な骨盤痛のVAS値の変化

● **EE＋LNG連続投与製剤**

その後，EEを0.02 mgとプロゲスチンとしてレボノルゲストレル (levonorgestrel: LNG) 0.09 mgを含有するLEP製剤の開発が行われた．LNGは第2世代のプロゲスチンであるが，OC/LEPの重大な副作用である深部静脈血栓症 (deep vein thrombosis: DVT) の頻度が低いことで選択された．国内で行われた第Ⅲ相試験は，機能性と器質性のどちらも含む月経困難症患者を対象として21日間服用する周期投与と77日間の連続投与およびプラセボ群が設定された 図7-15 ．主要評価項目は3周期目の月経困難症スコアの変化量とした．プラセボ群と比較して周期投与，連続投与群ともに有意に月経困難症スコアが低下した 図7-16 ．周期投与と連続投与の比較では，12周期までのどの比較時期においても連続投与が周期投与に比較して有意にスコアの低下がみられた 図7-17 ．この結果は，OC/LEPの周期投与と連続投与を直接比較して疼痛に対する効果を検討した世界で初めての成績である．

これまでは子宮内膜症の疼痛症状に対してはLEPの周期投与が第一選択であったが，より効果の高い連続投与製剤が選択されるようになるであろう．

【処方例】

1) ルナベル® 配合錠LD/ULD　1錠　分1　21日間内服　7日間休薬

治療薬投与周期				有効性の検証期間			長期投与時の有効性・安全性評価期間											
				1周期	2周期	3周期	4周期	5周期	6周期	7周期	8周期	9周期	10周期	11周期	12周期	13周期
ジェミーナ配合錠	周期投与群			N21 P7	N21 P7	N21 P7	N21 P7	N21 P7	N21 P7	N21 P7	N21 P7	N21 P7	N21 P7	N21 P7	N21 P7	N21 P7
	連続投与群			N28	N28	N21 P7	N28	N28	N21 P7	N28	N28	N21 P7	N28	N28	N21 P7	N21 P7
プラセボ群				P28	P28	P28	N21 P7	N21 P7	N21 P7	N21 P7	N21 P7	N21 P7	N21 P7	N21 P7	N21 P7	N21 P7
月経周期	-2	-1	0	1	2	3	4	5	6	7	8	9	10	11	12	13	14
月経困難症スコア		●				◆			◆			◆			◆		◆
月経困難症のVAS		●				◆			◆			◆			◆		◆
骨盤痛スコア			-●-	-◆-	-◆-	-◆-	-◆-	-◆-	-◆-	-◆-	-◆-	-◆-	-◆-	-◆-	-◆-	-◆-	-◆-
骨盤痛のVAS			-●-	-◆-	-◆-	-◆-	-◆-	-◆-	-◆-	-◆-	-◆-	-◆-	-◆-	-◆-	-◆-	-◆-	-◆-
子宮内膜の厚さ			●														◆
ダグラス窩の硬結	●					◆			◆			◆			◆		◆
子宮可動性の制限	●					◆			◆			◆			◆		◆
卵巣チョコレート嚢胞		●				◆			◆			◆			◆		◆
CA125	●					◆			◆			◆			◆		◆

N: ジェミーナ®配合錠　P: プラセボ　●: ベースライン　◆: 評価

図 7-15 EE＋LNG 連続投与の第 3 相試験: 投与方法, 投与スケジュールと評価方法

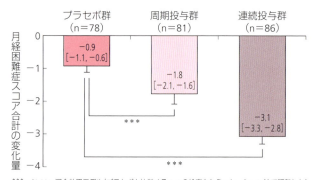

***p＜0.001: 混合効果モデル（プラセボと比較する 2 つの検定をシミュレーション法で調整した）
推定値・95％信頼区間

図 7-16 EE＋LNG 連続投与の第 3 相試験: 月経困難症スコア合計の変化量（主要評価項目）

（最初は月経周期 1～5 日目に服用開始）

LD: EE 0.035mg＋NET 1mg, ULD: EE 0.02 mg＋NET 1 mg

2) ヤーズ®配合錠　1 錠　分 1　28 日間内服（うち 4 日間はプラセボ, 月経 1 日目から服用開始）

EE 0.02 mg＋DRSP 3 mg

3) ヤーズフレックス®配合錠　1 錠　分 1　24 日目までは出血の有無に

3. 薬物療法

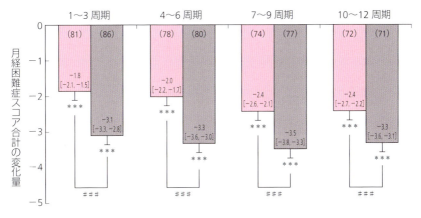

図 7-17 EE＋LNG 連続投与の第 3 相試験: 月経困難症スコア合計の変化量（副次評価項目）

かかわらず連続投与．25 日以降に 3 日間連続で出血が認められた場合，または連続投与が 120 日に達した場合は 4 日間休薬．
EE 0.02 mg＋DRSP 3 mg

4) ジェミーナ® 配合錠　周期投与: 1 錠　分 1　21 日間内服　7 日間休薬（最初は月経周期 1～5 日目に服用開始）
連続投与: 1 錠　分 1　77 日間連続投与しその後 7 日間休薬．
EE 0.02 mg＋LNG 0.09 mg

② プロゲスチン

　プロゲスチン（プロゲステロン作用を有する物質の総称）は子宮内膜の脱落膜化を惹起し，子宮内膜の萎縮をもたらす．世界的には子宮内膜症治療薬としての歴史は古く，永く用いられてきたが本邦では保険適応のあるものとしてはジドロゲステロンしかなかった．その作用は比較的弱く，1980 年代にダナゾールや GnRH アゴニストが登場してからは用いられることが少なかった．
　合成黄体ホルモンはその合成過程からプロゲスチン，ノルテストステロン，

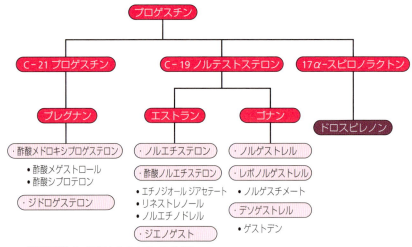

図7-18 合成黄体ホルモンの分類
(Rapkin AJ, et al. Drospirenone: a novel progestin. Expert Opin Pharmacother. 2007; 8: 989-99)

スピロノラクトン系の3種に分類することができる 図7-18 . プロゲステロンの開発においては，プロゲステロン活性を高めてアンドロゲン活性を抑えることが試みられた 表7-4 .

● ジエノゲスト（dienogest）

ジエノゲストはドイツで開発された19-ノルテストステロン（nortestosterone）の誘導体である．既存の19-ノルテストステロン系のプロゲスチンおよびダナゾールは肝での初回通過の影響を少なくして経口投与を可能とする目的でステロイド骨格の17α位にエチニル基が導入されている．しかしながら，このエチニル基が肝機能異常の原因となることが知られていたので，エチニル基を持たず経口投与によりプロゲステロン活性を示すジエノゲストが開発された 図7-19, 20 .

動物実験では，ジエノゲスト0.03 mg/kgの経口投与でカニクイザルのLHサージおよび排卵を抑制した．ウサギならびにラットの子宮内膜症モデルにおいて，0.1 mg/kgの経口投与で移植子宮内膜の嚢胞体積を縮小した．また，ウサギおよびラットの培養子宮内膜細胞に対する増殖抑制作用を示した．これらの実験成績から，ジエノゲストは排卵抑制作用とともに子宮内膜症に対

3. 薬物療法

表7-4 合成黄体ホルモンの分類と活性

世代	代表化合物	プロゲステロン活性*	アンドロゲン活性**	製剤
第1世代	ノルエチステロン (NET)	1.0 (1.0)#	1.0 (1.0)#	ルナベルオーソM (OC, 1相性) NET 1mg EE 35μg
第2世代	レボノルゲストレル (LNG)	5.3 (0.3～0.7)	8.3 (0.4～1.0)	トリキュラー (OC, 3相性) LNG 50～125μg EE 30～40μg
第3世代	デソゲストレル (DSG)	9.0 (0.9)	3.4 (0.5)	マーベロン (OC, 1相性) DSG 150μg EE 30μg
	ゲストデン (GTD)	12.6 (0.9)	8.6 (0.6)	Gynera (OC, 1相性, 海外) GTD 75μg EE 30μg
第4世代	ジエノゲスト (DNG)	5.3 (10.6)	0.0 (0.0)	ディナゲスト (内膜症適応) DNG 2mg (1mg×2)
	ドロスピレノン (DRSP)	0.6 (1.8)	0.0 (0.0)	ヤーズ (OC, 1相性) DRSP 3mg EE 20μg
その他のプロゲスチン	酢酸メドロキシプロゲステロン (MPA)	0.3 (1.5～4.5)	0.1 (0.5～1.5)	ヒスロン錠 MPA 5～15mg
	ジドロゲステロン (DYG)	0.2 (2.0～4.0)	0.0 (0.0)	デュファストン (内膜症適応) DYG 10～20mg

*: 経口におけるプロゲステロン活性 (内膜に対する作用) をノルエチステロンを1とした相対的活性. Dickey 1998 9th edition (NET, LNG, DSG, GTD, MPA) および Schindler 2003 (DNG, DSPR, DYG) を参考
**: ノルエチステロンを1とした相対的活性. NET, LNG, DSG, GTD は Dickey1998 のラット前立腺検定を参考にして表示.
\#: 括弧内は各製剤に含まれるプロゲスチン量を加味した活性
FF; エチニルエストラジオール
(百枝幹雄. プロゲスチンの進化と子宮内膜症治療. PROGRESS IN MEDICINE. 2008; 28: 135-45 より一部改変)

子宮内膜症の治療

第4世代プロゲスチン*

➤ プロゲステロン受容体選択的アゴニスト
➤ 生物学的利用率が高い
➤ 肝機能異常が少ない

→ 末梢で高い活性を持つ
　卵巣機能抑制作用と子宮内膜症細胞の増殖抑制作用

17-hydroxy-3-oxo-19-nor-17α-pregna-4,9-diene-21-nitrile (INN: Dienogest)

図7-19 ジエノゲスト

*Sitruk-Ware R. New progestogens: a review of thier effects in perimeno-pausal and postmenopausal women. Drugs Aging. 2004; 21: 865-83

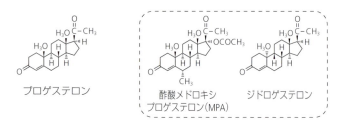

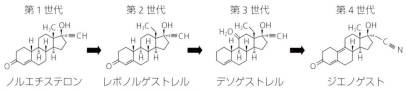

図7-20 プロゲスチンの世代と化学構造

(百枝幹雄. プロゲスチンの進化と子宮内膜症治療. Progress in Medicine. 2008; 28: 135-45 より改変)

する直接作用により効果を発揮することが予測された．海外での臨床試験成績では，子宮内膜症患者（I-III期，68例）を対象に，ジエノゲスト1 mg/日，2 mg/日および4 mg/日の24週間連日経口投与による非盲検ランダム化比較試験が実施された．なお，1 mg/日投与群は4例全例に性器出血がみられたためにエントリーが中断された．投与前後で腹腔鏡検査が行われた結果，2 mg/日および4 mg/日投与の両群でR-ASRMスコアの有意な低下が観察された **図7-21** ．これに伴って，月経困難症や性交痛などの疼痛症状も両群とも有意に低下した．

3. 薬物療法

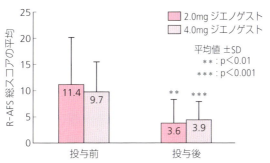

図 7-21 ジエノゲストの子宮内膜症患者の rAFS スコアに対する効果

(Moore C, et al. The treatment of endometriosis with dienogest. Drugs Today. 1999; 35: 41-52)

　また，ジエノゲストの1日量20 mgを24週間投与した臨床試験でも，R-AFSスコアの有意な低下と症状の改善が認められている．この試験でも，重篤な有害事象は認められておらず，性器出血が76.2%（16/21例）にみられた．この出血は用量を20から30 mgに増量されても減少しなかった[17]．

　本邦における第3相試験として，子宮内膜症患者（手術にて診断されるか画像診断で卵巣チョコレート嚢胞を有する者）を対象に，ブセレリンを対照薬とした二重盲検RCTが行われた．ジエノゲストの用法・用量は，後期第2相試験の成績から設定された2 mg/日を24週間の経口投与，酢酸ブセレリン点鼻液は900 µgを1日3回，24週間投与とし，各々のプラセボを用いるダブルダミー法とした．主要評価項目は全般改善度とし，ブセレリンに対する非劣性の限界値を改善以上の改善率として⊿20%とした．月経時以外の自覚症状（下腹痛，腰痛，排便痛，内診時疼痛，性交痛）と他覚所見（ダグラス窩の硬結，子宮可動性の制限）のそれぞれの改善の程度から全般改善度を導いた．改善および著明改善以上となった症例の割合は，ジエノゲスト群で78.1%であり，ブセレリン群の80.8%に比較して同等であり，非劣性が証明された 図7-22 ．月経時以外の自覚症状や他覚所見もジエノゲスト群はブセレリン群と同等に改善された．副作用としては，ジエノゲスト群では不正性器出血の発現率が高く94.6%であった．一方，ブセレリン群ではほてり，頭痛などの更年期様症状の発現頻度が高かった 表7-5 [2]．

　ジエノゲストを52週間投与する長期投与試験も行われた．全般改善度の評

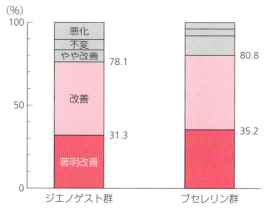

図 7-22 ジエノゲストの第 3 相試験: 全般改善度

価は第 3 相試験と同様である．改善以上の症例の割合は 52 週に向けて投与期間とともに漸増した 図 7-23 [18]．一方，性器出血の発現日数（平均）は，投与期間が長くなるにつれて漸減した 図 7-24．骨密度の低下率は投与 24 週で－1.56%（n=42）であり，52 週で－1.74%（n=34）と長期投与によっても低下をみなかった．本剤の開発過程では，最も頻度の高い副作用である不正性器出血が患者に受け入れられるか否かが心配されたが，本剤を引き続いて使いたいという被験者が多かった 図 7-25．比較的症状の重い患者が試験に組み入れられたことによると考えられるが，本剤の疼痛抑制作用が強かったことも一因と考えられた Memo 15．

● レボノルゲストレル放出子宮内システム　(levonorgestrel intrauterine system: LNG-IUS)

避妊目的に開発された LNG を含有する子宮内避妊システムである．52 mg の LNG を含有しており，子宮内に留置することによって持続的に局所にホルモンを放出して子宮内膜の増殖を抑えて避妊作用を発揮する 図 7-26．本システムの使用によって月経血量を減少させることができることから，避妊以外の目的としては主に過多月経に用いられてきた．一方で，子宮内膜症の疼痛コントロールにも有用であることが示された．疼痛症状を有するダグラス窩深部子宮内膜症の 11 例を対象とした前向き観察試験によると，LNG-IUS の 12 カ月の使用で月経痛，骨盤痛，性交痛ともに著明な改善が得られた 図 7-27 [19]．深部病変の大きさを超音波検査で測定すると，6 カ月および 12

3. 薬物療法

表 7-5 ジエノゲストの第 3 相試験: 発現率 5% 以上の副作用

投与群* 副作用の項目**	D 群 (n=129) 例数	発現率 (%)	B 群 (n=126) 例数	発現率 (%)
不正子宮出血	122	94.6	85	67.5
ほてり	64	49.6	85	67.5
頭痛	32	24.8	43	34.1
背部痛	12	9.3	6	4.8
下腹部痛	9	7.0	8	6.4
CA 125 増加	8	6.2	2	1.6
ざ瘡	7	5.4	4	3.2
乳房不快感	7	5.4	3	2.4
ヘモグロビン減少	7	5.4	0	0.0
悪心	6	4.7	8	6.4
上腹部痛	6	4.7	7	5.6
尿中 N-テロペプチド増加	5	3.9	12	9.5
浮動性めまい	5	3.9	8	6.4
活性化部分トロンボプラスチン時間延長	5	3.9	8	6.4
筋骨格硬直	4	3.1	11	8.7
骨密度減少	3	2.3	12	9.5
動悸	3	2.3	8	6.4
デオキシピリジノリン/クレアチニン比	1	0.8	8	6.4

*D 群: ジエノゲスト群　B 群: ブセレリン群
**MedDRA/J V7.1 基本語で記載した

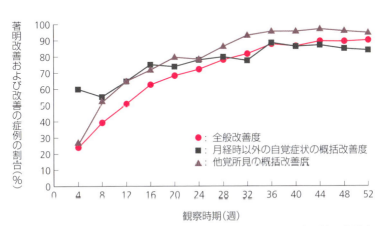

図 7-23 ジエノゲストの長期投与試験: 全般改善度, 月経時以外の自覚症状および他覚所見の概括改善度の経時変化
(Momoeda M, et al. J Obstet Gynaecol Res. 2009; 35: 1069-76[18])

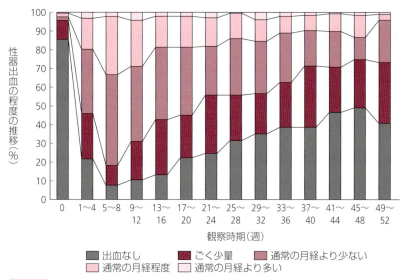

図 7-24 ジエノゲストの長期投与試験: 性器出血の程度の推移
(Momoeda M, et al. J Obstet Gynecol Res. 2009; 35: 1069-76[18])

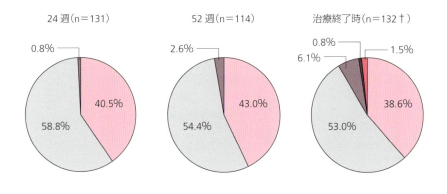

†: 治療中断症例を合わせた結果. 評価不能症例を 2 例含む.

図 7-25 ジエノゲストの長期投与試験: 被験者の印象
(Momoeda M, et al. J Obstet Gynecol Res. 2009; 35: 1069-76[18] より作成)

3. 薬物療法

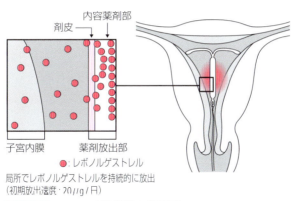

図 7-26 LNG-IUS 装着時の概念図
LNG-IUS は子宮内で局所的に薬剤を放出し，効果を発揮する．

カ月で有意な病変縮小が観察された．子宮内膜症の骨盤痛に対する効果について，GnRH アゴニストを対象とした RCT が行われている．慢性骨盤痛の VAS 値は 6 カ月間の観察期間において GnRH アゴニストと同等の低下が得られた 図7-28 [20]．このような臨床試験成績から欧米のガイドラインでは，子宮内膜症に伴う疼痛軽減に有用であることから推奨されていた．本邦の子宮内膜症取扱規約においても高い推奨レベルがつけられていた．避妊目的では 2007 年から販売されていたが，2014 年に月経困難症の適応が追加されて子宮内膜症にも使用が可能となった．

● ジドロゲステロン

ジドロゲステロン（dydrogesterone: DYD）は，本邦では最も古くから子宮内膜症の適応を有するプロゲスチンである．DYD は天然型プロゲステロンの光学異性体であるが，C6 と C7 間が二重結合，B/C 環が cis 結合，C9 の H が β 位，C10 の CH₃ が α 位にあり一部構造が異なる 図7-20 ．その生物学的作用の特徴は，抗ゴナドトロピン作用がなく排卵抑制作用が他のプロゲスチンに比較して極端に弱いことである 表7-6 ．また，妊娠中は切迫流産の治療薬として安全に使われていることも本剤の特徴といえる 図7-29 [21]．1960 年代から保険適応を有して用いられてきたことから，最近のデータはほとんどなかった．

そこで LEP の臨床試験に用いられた月経困難症スコアを用いた DYD の月経困難症に対する効果を検討する試験が行われた[22]．子宮内膜症 8 例を含む

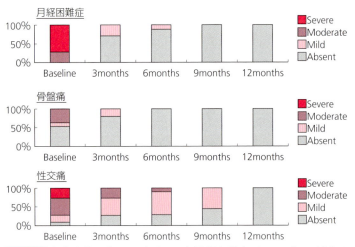

図 7-27 疼痛症状を有するダグラス窩深部内膜症（n=11）に対する LNG-IUS の効果: 臨床症状の変化

(Fedele L, et al. Fertil Steril. 2001; 75: 485-8[19])

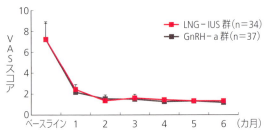

図 7-28 子宮内膜症の慢性骨盤痛に対する LNG-IUS の効果 GnRH アゴニストとの RCT

対象患者を無作為に LNG-IUS 群（39 例）と GnRH アナログ群（43 例）に割り付け，GnRH アナログ群は，4 週ごとにリュープロレリン 3.75 mg を皮下投与した．
(Petta CA, et al. Hum Reprod. 2005; 20: 1993-8[20])

月経困難症患者 31 例を対象とした．DYD5 mg 錠を 1 日 2 回（朝・夕），月経周期の 5 日目から 25 日目まで 21 日間投与した．DYD の周期投与によって，月経困難症スコアは有意に低下して 4 週期間維持された 図 7-30 ．有害事象の発生は全体で 40.9％であり，不正出血が 29.5％と最も多く，それ以外に

3. 薬物療法

表7-6 主な黄体ホルモン剤の生物学的作用

	プロゲステロン	ジドロゲステロン	メドロキシプロゲステロン酢酸エステル	ノルエチステロン	ジエノゲスト	ドロスピレノン
プロゲステロン作用	+	+	+	+	+	+
抗エストロゲン作用	+	+	+	+	±	+
エストロゲン作用	−	−	−	+	±	−
アンドロゲン作用	−	−	±	+	−	−
抗アンドロゲン作用	±	±	−	−	+	+
抗ゴナドトロピン作用	+	−	+	+	+	+
グルココルチコイド作用	+		ι			−
抗ミネラルコルチコイド	+	−	−	−	−	+
排卵抑制作用に必要な1日投与量（mg）	300	>30	10	0.5	1.0	2.0
子宮内膜変化に必要な1日投与量（mg）	200〜300	10〜20	5〜10	1	n/a	n/a

(Schindler AE, et al. Classification and pharmacology of progestins. Maturtias, 2003; 61: 171-80)

問題となる副作用はなかった．血中ホルモン濃度と基礎体温測定により DYD 投与中の排卵の有無を検索した．DYD 投与中の排卵については，基礎体温で評価した．観察期間中は 70%（25/33）で排卵周期と診断され，2 周期めは 50%（15/30），5 周期めは 61%（19/31）が排卵周期と判定された．

EE0.03 mg＋NET1 mg の臨床試験における月経困難症スコアの低下量と DYD の効果について比較した **図7-31**．DYD（10mg/日）の周期投与は LEP の周期投与とほぼ同等の効果があることが示された．

DYD の投与法としては 10mg から 20mg を連続的に投与する方法もある．連続投与の場合は，排卵抑制作用がより強いと考えられる．

【処方例】

ディナゲスト® （1 mg）［ジエノゲスト dienogest］　2 錠　分 2
　　周期 2〜5 日目から服用開始

ミレーナ® 52 mg〔レボノルゲストレル放出子宮内システム （levonorgestrel: LNG-IUS）〕　本剤 1 個を子宮内に装着　装着後 5 年以内に除去または交換

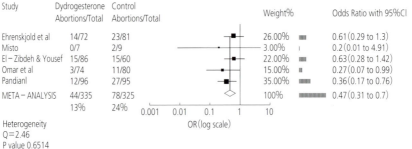

図 7-29 ジドロゲステロンによる切迫流産治療

5 つの RCT の 660 人の患者を対象としたメタアナリシス．切迫流産の定義は妊娠 20 週までの経管が閉じた状態の出血とした．DYD を 40 mg で初めて 20 mg/day（10 mg BID）投与した．副作用は軽微であった．

(Carp H. Gynecol Endocinol. 2012; 28: 983-90[21])

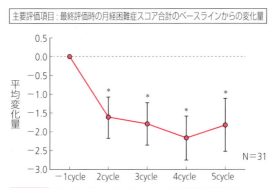

図 7-30 ジドロゲステロンによる月経困難症スコア合計の変化

(Taniguchi F, et al. J Obstet Gynaecol Res. 2018[22])

　　デュファストン®（5 mg）［ジドロゲステロン］　1〜4 錠　5〜20mg　月経周期の 5 日目から 25 日目まで 21 日間投与，あるいは連続的に投与

● GnRH アゴニスト (gonadotropin releasing hormone agonist: GnRHa)

　　GnRH は 10 個のアミノ酸からなるペプチドホルモンであり，視床下部で産生され下垂体前葉のゴナドトロピン分泌細胞に働く．GnRHa は，GnRH の 6

3. 薬物療法

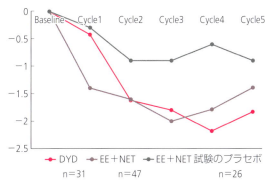

図 7-31 ジドロゲステロンおよび EE＋NET 投与時の月経困難症スコア（合計）の低下

ルナベル LD のデータ：月経困難症（器質性/機能性を含む）を対象とした第 3 相臨床試験より

位のグリシンをその他のアミノ酸に置換して分解酵素の作用を受けにくくし，10 位のグリシンをエチルアミドに置換することにより GnRH 受容体に対する親和性を飛躍的に増加させている 図 7-32 ．一方で，GnRH アンタゴニストでは受容体との競合のため 1 位から 3 位のアミノ酸が置換されている．現在市販されている GnRHa としては，buserelin, leuprorelin, nafarelin, goserelin がある 表 7-7 ．また投与経路には点鼻と注射がある．

　GnRH アゴニストの持続投与により，下垂体の GnRH 受容体数は著明に減少し（down regulation），GnRH に対する下垂体のゴナドトロピン産生細胞の脱感作が起こり，下垂体からのゴナドトロピン産生・分泌は抑制される 図 7-33 ．ゴナドトロピン刺激がなくなると，卵胞発育は抑制されエストロゲン産生は起こらず，持続的な低エストロゲン状態がつくられる．したがって，GnRH アゴニスト治療下においては閉経婦人と同様のホルモン環境となりエストロゲン依存性の子宮内膜症組織は萎縮する．

　GnRH アゴニストによる 6 カ月間の子宮内膜症の治療前後に腹腔鏡検査を施行すると，内膜症病変の縮小や消失が観察された 図 7-34 ．1980 年代から 1990 年代初め頃は，薬物療法の効果を使用前後に腹腔鏡検査によって評価することが行われていた．現在では，倫理的配慮からこのような研究が行われることはない．GnRH アゴニスト治療後あるいは再来月経時にはおよそ 8 割の患者において月経困難症をはじめとする自覚症状や内診時疼痛といった他覚

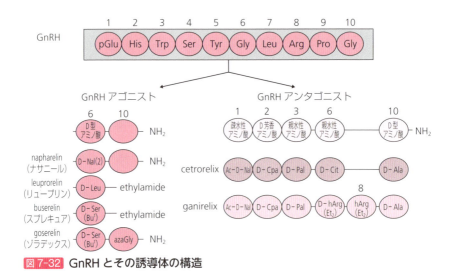

図 7-32 GnRH とその誘導体の構造

表 7-7 GnRH アナログ製剤の種類と特徴

剤	商品名	一般名	エストロゲン抑制
点鼻	スプレキュア	ブセレリン buserelin	軽度 (40～50pg/mL)
	ナサニール	ナファレリン nafarelin	中等度 (30～40pg/mL)
注射	スプレキュア MP	ブセレリン buserelin	中等度 (30～40pg/mL)
	リュープリン	リュープロレリン reuprorelin	高度 (10～20pg/mL)
	ゾラデックス	ゴセレリン goserelin	著明 (≦10pg/mL)

(吉村泰典. GnRH アナログ製剤の使い分け. 産婦の世界. 2001; 53: 719-28 より改変)

所見の改善が得られた 図 7-35．一方で，のぼせ・ほてり 40％，肩こり 25％，頭痛 20％などの更年期様症状や骨量減少といったエストロゲン欠乏による副作用がみられる．

【処方例】

1) スプレキュア® 点鼻液　900 μg/日　1 日 3 回　両側鼻腔に噴霧

3. 薬物療法

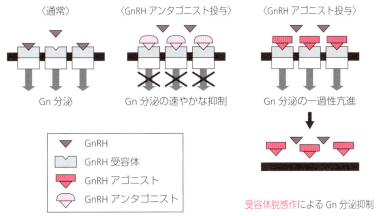

図7-33 GnRH誘導体によるGn（ゴナドトロピン）分泌抑制メカニズム

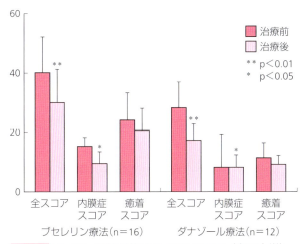

図7-34 GnRHa療法前後のR-AFSスコア（鳥取大学）

2) ナサニール®点鼻液　900 μg/日　1日2回　片側鼻腔に噴霧
3) スプレキュア®MP1.8注（1.8 mg/バイアル）　1回1バイアル　4週間ごと　皮下注
4) リュープリン®注（1.88あるいは3.75 mg/バイアル）　1回1バイアル　4週間ごと　皮下注
5) ゾラデックス®デポ（1.8 mg/バイアル）　1回1バイアル　4週間ご

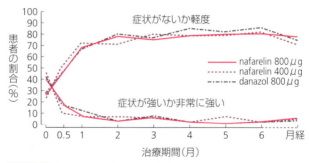

図 7-35 GnRHa 療法と臨床症状

手術で確定診断された 213 例を対象とした RCT である．ナファレリンあるいはダナゾールのいずれかを 6 カ月間投与された．

(Henzl MR, et al. Administration of nasal nafarelin as compared with oral danazol for endometriosis. A multicenter double-blind comparative clinical trial. N Engl J Med. 1988; 318: 485)

と　皮下注

● ダナゾール（danazol）

　ダナゾールは 17α-ethinyltestosterone の誘導体であり，下垂体からのゴナドトロピン分泌を抑制することによる排卵抑制が主な作用機序として紹介された．しかし，その後の検討により，実際の作用機序は卵巣のステロイドホルモン生合成阻害，内膜症組織に対する増殖抑制および，血中性ホルモン結合蛋白濃度を減少させることなどがあげられる．本剤の疼痛に対する改善効果は高く，月経困難症に対しては 74〜100％の改善率が報告されている．一方で，ダナゾールには，男性ホルモン作用，低エストロゲン作用，肝機能異常，凝固異常などの副作用が知られている．これらの副作用のため，投与期間は 6 カ月に制限されている．1983 年に GnRH アゴニストが発売されてからは，本剤は使用される機会が激減していき，現在では，用量を 400 mg から半量以下に減らす低用量療法や経腟投与などの局所療法が試みられている．

【処方例】

　ダナゾール（200mg）　200〜400 mg を 2 回に分け，月経周期 2〜5 日より約 4 カ月連続投与する

3. 薬物療法

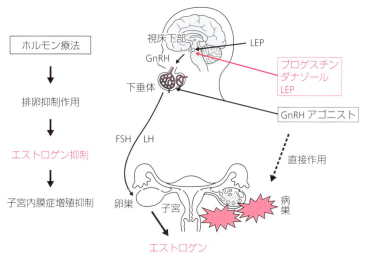

図 7-36 子宮内膜症のホルモン療法の作用機序

開発中の薬剤

現在使用されている子宮内膜症の適応を持つ薬剤は，すべてホルモン剤である．つまり，排卵を抑制してエストロゲン分泌を減少させたり，子宮内膜へ直接作用して月経血量を減少させることが主要な作用機序である 図7-36．近年，分子生物学的実験手法の発達によって，子宮内膜症病変の生物学的性格が詳細に検討されて明らかとなってきた．子宮内膜症細胞の増殖・生存機序の解析から，増殖，血管新生，性ホルモン作用，免疫調節，炎症，線維化などに関わるさまざまな因子が新しい薬剤の候補として報告されている．しかしながら，ヒトの細胞を使った実験解析は少なく，さらにヒトに投与された後に臨床試験にまで進んでいるものはきわめて少ない 表7-8．

- **GnRH アンタゴニスト**
  - エラゴリクス eragolix

経口の GnRH アンタゴニストであるエラゴリクスは，米国で子宮内膜症に対する治療薬として開発が進められた．第 3 相臨床試験では，エラゴリクス 200 mg（1 日 2 回投与）および 150 mg（1 日 1 回投与）を 6 カ月間 1200 名以上の子宮内膜症患者に投与した．月経困難症および月経時以外の骨盤痛スコアは，プラセボに比較して両投与量で有意に低下した．スコアの低下は，

表7-8 子宮内膜症の薬物療法

すでに発売されているもの

- GnRH アゴニスト
- LEP 周期投与，連続投与
- プロゲスチン（ジエノゲスト, ジドロゲステロン, LNG-IUS）
- ダナゾール

開発中の薬剤

- GnRH アンタゴニスト（Abbvie，あすか，キッセイ，アステラス）
- Selective Progesterone Receptor Modulator（SPRM）（バイエル）
- PGE2 合成酵素阻害薬（日本新薬）
- Selective Estrogen Receptor Modulator（SERM）（ノーベル）
- アロマターゼ阻害薬（AI）
- COX-2 阻害薬
- 血管新生抑制薬
- 免疫調節薬

エラゴリクスの用量依存性に大きくなった．また，骨量低下はエラゴリクスの用量依存性であり，200 mg 投与で 150 mg に比較して有意に大きかった[23]．これらの成績から，2018 年 FDA から子宮内膜症の疼痛に対する適応承認を受けた．50mg（1日1回）投与によって，血中エストロゲンを至適な血中レベルに保つことができる可能性が示唆されている **Memo 14** ．

　その他の開発中の GnRH アンタゴニストとしては，レルゴリクス rerugolix（TAK-385），ASP-1707，KLH-2109，SKI-2670 などが知られている．

● 選択的ホルモン受容体調節役

　SPRM (selective progesterone receptor modulator) としては，mifepristone や asoprisnil などが治療薬候補となっている．

　SERM（selective estrogen receptor modulator）の一つである raloxifen はすでに骨粗鬆症の治療薬として市販されている．本剤を病理診断を受けた子宮内膜症患者の術後に投与して，疼痛再発の時期についてプラセボと比較検討が行われた．Raloxifen 投与群では，予想に反して再発時期がプラセボ群より早くなり，本試験は途中で打ち切られた[24]．SERM の有用性については今後の検討が必要である．

● PGE2 合成酵素阻害薬

　PGE2 合成酵素（prostaglandin E synthese: PGES）の一つである膜結合

型 PGE2 合成酵素-1（mPGES-1）が注目されている．PGES は，種々のケミカルメディエーターを産生する"アラキドン酸カスケード"において，シクロオキシゲナーゼよりも下流に位置し，プロスタグランジン類の中で，炎症反応の惹起物質として大きな役割を担う PGE2 を合成する最終段階を担う．PGES として 3 種類（cytosolic-PGES，mPGES-1 および mPGES-2）が知られている．他の 2 種類の PGES が恒常的に発現しているのとは異なり，mPGES-1 は炎症性刺激によりその発現が上昇し，炎症の進展・増悪に関与していることが示唆されているため，新規抗炎症薬のターゲットとして注目されている．子宮内膜症に対して臨床試験が進行中である．

Memo 12

OC/LEP の作用機序

　低用量経口避妊薬（OC）はエストロゲン（E）とプロゲスチン（P）を含有しており，視床下部と下垂体に働いて排卵を抑制して卵巣からの内因性の E および P の分泌を抑制する．その結果，子宮内膜の増殖が抑制されて月経周期を通して子宮内膜は薄いまま保たれる．その状態で月経を迎えることから剥奪する内膜の量が減少して出血量が減る メモ図 12-1 ．月経血中にはプロスタグランディン（prostaglandin: PG）などの生理活性物質が含まれており，当然この産生量も減少すると考えられる．

　月経困難症の主要な原因は子宮の過剰な収縮であり[25]，月経困難症患者では月経中に含まれる PG 濃度が高く[26]，子宮内膜組織は PG 産性能が高い[27]．子宮収縮をコントロールするのは PG であり，OC/LEP の投与によって子宮収縮が減弱する．子宮内膜症患者では，子宮内圧が高く，収縮頻度も多いことが報告されている[28]．MRI を使った研究で，子宮内膜症患者では高頻度に子宮収縮の異常によって子宮内膜のねじれが観察された．OC を使うと，この異常子宮収縮が抑えられて子宮内膜のねじれの頻度が減少する メモ図 12-2 [29]．

　OC/LEP 投与の効果に関する基礎的データとしては，子宮内膜症患者の正所性内膜は増殖能が高くアポトーシス細胞数が少ないが，OC 使用後はいずれも子宮内膜症のない女性と同じレベルになった メモ図 12-3 [30]．また，子宮内膜症患者で増加しているといわれている神経線維数も OC/LEP あるいはプロゲスチン使用によって減少することが示された メモ表 12-1 [31]．

Memo 12

メモ図 12-1　OC 服用前後の月経血量

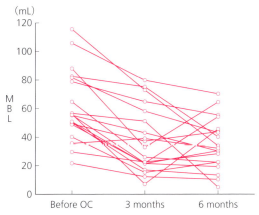

20 人の健康女性が OC（EE 0.03 mg＋desogestrel 0.15 mg）を服用した前後の月経血量（MBL: menstrual blood loss）を計測した.
(Larsson G, et al. The influence of a low-dose combined oral contraceptive on menstrual blood loss and iron status. Contraception. 1992; 46: 327-34)

メモ図 12-2　OC/LEP 投与と子宮異常収縮の頻度

子宮内膜のねじれ　　　正常子宮内膜

子宮の異常収縮による子宮内膜のねじれ像が 82％にみられたが, OC 使用で 25％に減った.

	OC 使用前	OC 使用
あり	14(82％)	6(25％)
なし	3	18

(Kido A, et al. Hum Reprod. 2007; 22: 2066-71[29])

メモ図 12-3 OC/LEP 使用とアポトーシス

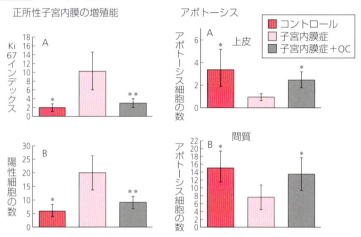

*: p＜0.001 vs 子宮内膜症
**: p＜0.05 vs 子宮内膜症, コントロール vs 子宮内膜症＋OC

30 days of daily exposure to OCs (Desogestrel 0.15 mg＋Ethynyl E2 30 ug, Marvelon)
(Meresman GF, et al. Fertil Steril. 2002; 77: 1141-7[30])

メモ表 12-1 ホルモン治療の神経線維への影響

	ホルモン治療		P value
	治療前	治療後	
機能層	11.4±5.2/mm^2	0.4±0.9/mm^2	＜0.001
基底層	18.2±8.2/mm^2	0.9±1.3/mm^2	＜0.001
筋層	3.5±1.2/mm^2	1.5±0.8/mm^2	＜0.001

PGP 9.5 染色による神経線維数

(Tokushige N, et al. Effects of hormonal treatment on nerve fibers in endometrium and myometrium in women with endometriosis. Fertil Steril. 2008; 90: 1589-98)

Memo 13

卵巣チョコレート嚢胞の吸引・アルコール固定術

　卵巣チョコレート嚢胞の外科治療には，嚢胞摘出，嚢胞壁焼灼，嚢胞内容吸引とアルコールなどによる固定術などがある．これまでは，嚢胞摘出術は再発率が低く術後妊娠率が高いため推奨されてきたが，正常卵胞が摘出されて術後に妊孕能低下を招くことが指摘され，嚢胞摘出術は見直されている．本邦でも，嚢胞吸引・固定術は ART などの不妊治療のために盛んに行われているが，発表されている症例数も少なく評価できるような研究成績がなかった．

　Cohen らはチョコレート嚢胞の吸引・固定術について，システマティックレビューとメタアナリシスを行った[32]．嚢胞吸引・固定術の再発率は全体で，0～62.5%と論文により大きな差がみられた．エタノールの貯留時間を 10 分以上と 10 分未満で比較すると，貯留時間が 10 分未満の時は再発率が 3.47 倍高くなった メモ図 13-1 ．疼痛改善率は 68～96%であり，これはエタノールの貯留時間に関係なかった．術後の体外受精成績については，採卵数は嚢胞摘出術に比べ嚢胞吸引・固定術で多かったが，3 つの論文を用いたメタアナリシスによる妊娠率については，オッズ比 1.63 で有意差はなかった．また，嚢胞吸引・固定術と未治療群との比較では，採卵数，妊娠率とも差はなかった．

　嚢胞吸引・固定術後の再発率は，嚢胞径や嚢胞数，治療手技（固定に用いる薬剤，濃度，貯留液量，貯留時間），追跡期間の違いに影響される．なかでも貯留する薬剤の貯留時間が重要であった．エタノール固定術の作用機序は，細胞損傷，高浸透圧による細胞内脱水，血液による凝固と血栓などがあげられる．嚢胞数が多くなると再発率が高くなる．

　術後の卵巣予備能への影響については，嚢胞摘出術は AFC（antral follicle count），AMH（anti mullerian hormone）ともに低下させることがわかっているが，エタノール固定術では AFC，AMH ともに上昇するという報告がある．この結果から，一度嚢胞摘出を受けた患者では再手術ではなく吸引・固定術が推奨される．吸引・固定術の副作用としては，エタノールやテトラサイクリンによる固定術の場合は一時的な腹痛があり，メソトレキセートの場合は術後発熱がみられる．

チョコレート嚢胞の吸引・固定術は腹腔鏡手術による嚢胞摘出術に変わりうる有力な手技である．しかしながら，体外受精成績は無治療群との間に差がないことから，疼痛症状がある場合や採卵に困難をきたす症例に限られる．また，卵巣予備能が低下したものに推奨される．今後は，エタノールなどの固定する薬剤の種類，濃度および貯留時間についてのさらなる検討が必要である．

メモ図 13-1 嚢胞吸引・固定術　エタノール貯留時間の比較

Study or Subgroup	貯留 10 分未満		貯留 10 分以上		Weight	Risk Ratio M-H, Fixed, 95%CI	Risk Ratio M-H, Fixed, 95%CI
	Events	Total	Events	Total			
Hsieh 2009	25	78	4	30	57.5%	2.40[0.91, 6.33]	
Noma 2001	5	8	6	66	12.9%	6.88[2.70, 17.47]	
Wang 2011	12	68	3	69	29.6%	4.06[1.20, 13.75]	
Total(95% CI)		154		165	100.0%	3.47[1.85, 6.51]	
Total events	42		13				

Heterogeneity: Chi^2=2.68, df=2(p=0.26): I^2=25%
Test for overall effect: Z=3.88(p=0.0001)

Recurrence rate of endometrioma in 12 months. The risk of endometrioma recurrence in the irrigation group was 3.47(1.85-6.51)times higher compared with the retention group. CI=confidence interval, M-H=Mantel-Haenszel.

(Cohen A, et al. Fertil Steril. 2017; 108: 117-24[32])

Memo 14

エストロゲン濃度の閾値に関する仮説
（The estrogen threshold hypothesis）

　Barbieri はエストロゲン依存性疾患である子宮内膜症の治療を行う上での至適エストロゲン濃度について考察した[33]．エストロゲン分泌が低下した（<10 pg/mL）更年期女性に種々の濃度のエストロゲン補充療法を行った研究から，組織のエストロゲン感受性が異なることがわかった．エストロゲン感受性は，① カルシウムのターンオーバー，② ゴナドトロピン分泌，③ 腟上皮の増殖，④ 脂質産生，⑤ 肝臓の蛋白産生の順に高い．一方で，疾患側にもエストロゲン感受性のヒエラルキーがあり，① 乳がん（10～20 pg/mL），② 子宮筋腫（15～25 pg/mL），③ 子宮内膜症（30 pg/mL 程度）という感度が推測されている メモ図 14-1 ．

Memo 14

　実際の臨床においても，子宮内膜症患者に子宮全摘と両側付属器摘出術が行われた後に少量のエストロゲン補充療法によって骨量低下を防いで，子宮内膜症の再発を 10%程度に抑えられることがわかっている．この正常組織と病変のエストロゲン感受性の差異から，子宮内膜症病変の増殖を抑えて副作用を極力減らすエストラジオール（E2）の治療濃度域が想定される メモ図 14-2 ．正確にこの濃度域に E2 濃度をコントロールすることができれば子宮内膜症組織だけを萎縮させることが可能となる．

　GnRH アゴニストが登場してエストロゲンを閉経レベルまで低下させることができるようになり，そこにエストロゲンとプロゲスチンを補充するadd back療法が考案された．内因性のエストロゲンレベルをコントロールするのではなく，外因性にエストロゲンを加えることで子宮内膜症の長期治療が可能となる．主に米国で行われているが，本邦では保険適応がないため普及することはなかった．

　最近では，GnRH アンタゴニストが開発中であり米国では一足先に発売される[34]．アンタゴニストはアゴニストと違いフレアーアップがなく，ただちに作用を発揮することから子宮内膜症の一時的な再燃がなく有用性が高い．作用機序としては同じであるが，経口投与製剤であるアンタゴニストでエストロゲン濃度を調節することができれば新たな選択肢となる．Elagolix の投与量を変えることで E2 レベルの調節ができることが示唆されている メモ図 14-3 [35]．E2 のtherapeutic window 自体に個人差があるかもしれないこと，薬剤の種類と用量の調節で長期間にわたって therapeutic window に維持できるかどうかなど未解決の問題は多く，実際の臨床応用は今後の課題である．

子宮内膜症の治療

JCOPY 498-06094

149

メモ図 14-1 エストロゲン濃度と正常組織および病変の反応性

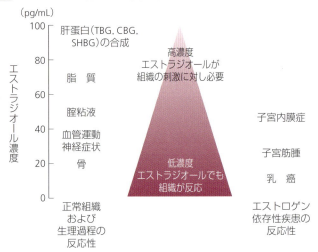

(Barbieri RL. Am J Obstet Gynecol. 1992; 166: 740[33])

メモ図 14-2 子宮内膜症のエストロゲン治療濃度域

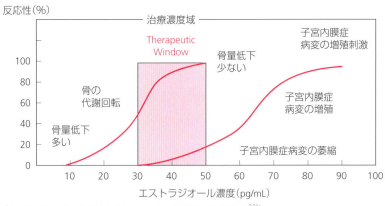

(Barbieri RL. Am J Obstet Gynecol. 1992; 166: 740-5[33])

Memo 15

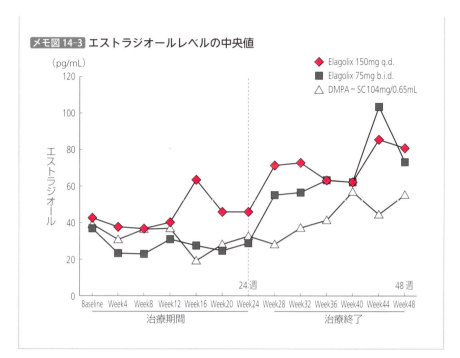

メモ図 14-3 エストラジオールレベルの中央値

Memo 15

ディナゲスト® 開発秘話

　ディナゲスト®（ジエノゲスト Dienogest: DNG）は 2008 年に世界に先駆けて日本で子宮内膜症の適応を受けた．多くの薬剤が国外で開発されて有効性や安全性が確かめられてから本邦に導入されることが多い中で，本邦で開発されてその臨床成績が世界から注目された数少ない例であろう．DNG は東ドイツの Jena 市にあった Jenapharm という会社で合成され メモ図 15-1 ，欧州では Jenapharm が，日本では持田製薬が子宮内膜症を対象に開発した．DNG が誕生するまでには，東西ドイツの統合や EU 成立などの歴史的出来事に翻弄されたドラマがあった．

持田製薬と東ドイツとの関わり メモ図 15-2

　持田製薬は，1965 年（昭和 40 年）より海外の製薬会社との接触を積極的に行っていたが，知名度も十分でなかったため新薬導入はきわめて難しかった．そこで共産圏に着目し，技術レベルが高いが正式な外交ルートのなかった東ドイツの医薬品に注目した．当時，ポーランド，ハンガリーなどは自由に行き来できたが東ドイツの入国査証を取得するのは困難だった．やむなくポーランドワルシャワの東ドイツ大使館を訪ね再三にわたる交渉の末にようやく入国許可証を得ることができた．1982 年には東ドイツゲルメット輸出入公団と新薬開発についての基本条約を締結した．これは，東ドイツの全医薬品に関する包括契約であった．1987 年には，ゲルメットから DNG のサンプルを提供された．

ディナゲスト® 開発年表: 東ドイツ時代

　DNG は 1979 年 Jenapharm 社で合成され，OC に配合するプロゲスチンとして開発された．1987 年には子宮内膜症の臨床試験が始められた．1989 年（平成元年）にはベルリンの壁が崩壊し，1990 年には東西ドイツが統一された メモ図 15-3 ．この時，Jenapharm は存続した．

　ベルリンの壁が崩壊した時に持田製薬の関係者は東ドイツを訪問中であり，一夜にしてドイツマルク紙幣が紙くずとなる体験をしたとのことである．日本では，持田製薬はライセンス下に基礎研究を開始した．ウサギの子宮内膜症モデルを用いた効力試験，薬理試験，カニクイザルによる毒性試験などが行われた後，臨床試験へと進んだ メモ図 15-4A ．1991 年にはドイツで DNG を含有した中用量 OC が発売されている．

国内第 1 相試験から後期第 2 相試験まで メモ図 15-4B

　第 1 相試験の後，前期第 2 相試験（EP2）（1995.2–1997.10）は DNG の有効性と安全性を検討する非盲検試験が行われた．DNG1 mg，2 mg，4 mg を 1 日 2 回に分けて 24 週間経口投与した．それぞれ，62.5%，90%，81.3%の著明改善および改善が得られて，主な副作用は不正出血であった．次に，内分泌薬理試験が行われた（1996.3–1997.9）．健康成人女性 7 例に DNG を 3 週間投与し

て，性腺および下垂体ホルモンに及ぼす影響を検討した．DNG2 mg を 1 日 1 回あるいは 2 回投与すると LH サージが抑制されて排卵が抑制された．また，欧州での開発では 2 mg を 1 日 1 回投与していたが，この試験では 1 日 2 回投与の方が排卵抑制が強く，こちらが選ばれた．

　後期第 2 相試験（LP2）（1999.2–2001.7）では，無作為化 2 重盲検比較試験で用量反応性が調べられた．DNG 1mg, 2mg, 4mg を 1 日 2 回に分けて 24 週間経口投与した．それぞれの群は 60 例以上であった．月経時と月経時以外の自覚症状や他覚所見から全般改善度を判定した．EP2 と同様で，1mg 2mg 4mg の著明改善/改善は，13.8%/63.8%　33.3%/66.7%　17.9%/73.2%と有効性はみられたが，この試験でも全般改善度に関する用量反応性が明確にはならなかった．

　一方，ドイツでは 1995 年に DNG 含有の低用量 OC が発売された．ドイツで子宮内膜症の開発を続けていた Jenapharm は 2001 年にシエーリングに吸収合併され，DNG 開発はシエーリングに引き継がれた．

国内後期第 2 相試験から第 3 相試験まで

　2001 年 7 月に後期第 2 相試験（LP2）が終わってから第 3 相試験試験が開始されるまで 2 年間のタイムラグが生じた．これにはいくつかの理由があった．① LP2 で有効性の用量反応性が明瞭でなかったため，対照薬として GnRH アゴニストと対抗するとしたら 2 mg と 4 mg いずれを選択するか決めかねた，② 不正出血の頻度が高すぎるとの声があり，発現機序の解明と対応策が求められた，③ 2mg 以上で E2 の抑制作用がみられ，骨量への影響が懸念され長期投与試験の必要性とその結果が懸念された．つまり，GnRH アゴニストが対照薬となるが，これに匹敵する作用はほしいものの骨量減少などの副作用が同等であれば 6 カ月の投与期間制限がアゴニスト同様につけられて，薬剤の特徴が薄れ，長期投与される旨味もなくなるといった会社としての開発計画の検討がなされた．

　一方，ドイツでの開発も予想以上に難航して時間を要していた．シエーリングは 2002 年にドイツへ申請するも，EU 成立によって EU 内の審査担当国がオ

ランダに変更となった．その後に，EU 当局からプラセボ対照試験を追加するように指示を受けたことで開発が遅れた．欧州では，開発国が東ドイツからドイツそして EU と移ったこと，会社が Jenapharm，シエーリングそしてその後バイエルと移ったことも遅れの原因となった．

国内第 3 相試験から発売まで メモ図 15-4C

2001 年欧州で行われたリュープリンとの対照試験[36]が公表されて，シエーリングが欧州当局へ申請したことから国内の開発も再開された．国内第 3 相試験はスプレキュアとの非劣性試験とすること，長期投与試験（投与期間制限をつけられないため）と性器出血に関する試験を実施することが決まった．プラセボ対照試験は欧州で実施中[37]ということで，日本では強制されなかったことも幸運であった．性器出血に関する基礎実験は米国でチンパンジーを使って行われる予定であった．この施設では動物愛護団体の強い批判がある中で爆破事件が起こり試験は不可能となった．本試験はその後ヒトで行われた．2003 年第 3 相試験がスプレキュアを対照薬として行われ，2004 年には長期投与試験が行われた．日本で適応承認と販売が始まったのは 2008 年となった．一方，欧州では 2006 年にシェリングはバイエルに合併され，その後 2010 年に EU で承認された．

DNG は東ドイツで合成されて，子宮内膜症への適応もここで開発が進められた．持田製薬が日本に導入して開発を進めたが，あくまでドイツでの開発が先行していた．東西ドイツの統一や EU の成立など歴史的変動に巻き込まれて，DNG は日本で世界に先駆けて臨床応用されることとなった．導入から 19 年，開発試験開始から 14 年という長期間をかけて臨床応用となった．DNG の有用性はきわめて高く，日本の子宮内膜症患者が受けた恩恵は多大なものがある．この日本の臨床経験は，世界の子宮内膜症治療に貢献している．

（資料提供: 持田製薬株式会社）

Memo 15

メモ図 15-1 東ドイツの Jenapharm 社

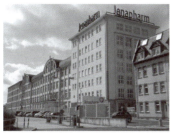

✓ 東独にて 1950 年設立. ステロイド合成を中心とし,東独で唯一避妊薬を供給
✓ 1979 年にジエノゲストをレボノルゲストレルの 10 倍の活性を持つ化合物として合成

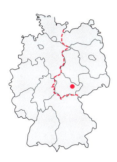

Jena 市：人口約 10 万人, Jena 大学を擁する歴史の古い町, カールツァイスの創業地

メモ図 15-2 ディナゲスト開発年表: 東ドイツ時代

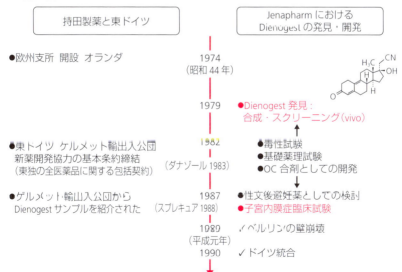

持田製薬と東ドイツ / Jenapharm における Dienogest の発見・開発

● 欧州支所 開設 オランダ　　1974（昭和 44 年）

1979　●Dienogest 発見：合成・スクリーニング（vivo）

● 東ドイツ ケルメット輸出入公団 新薬開発協力の基本条約締結（東独の全医薬品に関する包括契約）　1982（ダナゾール 1983）　●毒性試験 ●基礎薬理試験 ●OC 合剤としての開発

● ゲルメット輸出入公団から Dienogest サンプルを紹介された　1987（スプレキュア 1988）　●性文後避妊薬としての検討　●子宮内膜症臨床試験

1989（平成元年）　✓ ベルリンの壁崩壊
1990　✓ ドイツ統合

子宮内膜症の治療

メモ図 15-3 ベルリンの壁崩壊

ベルリンの壁（崩壊前）1961年〜1989年

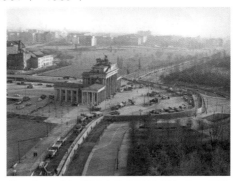

(Bundesarchiv, Bild 145-P061246/o.Ang./CC-BY-SA 3.0)

ベルリンの壁崩壊 1989年

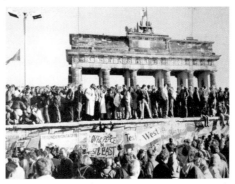

(Lear 21 at English Wikipedia)

Memo 15

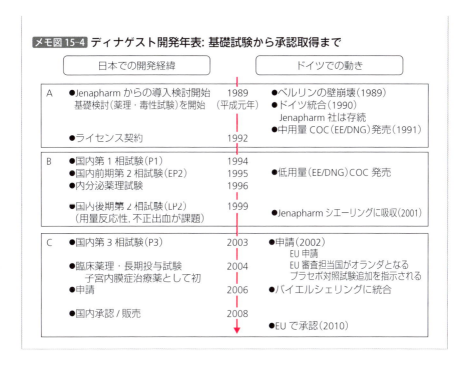

メモ図 15-4 ディナゲスト開発年表: 基礎試験から承認取得まで

📚 文献

1) Harada T, et al. Low-dose oral contraceptive pill for dysmenorrhea associated with endometriosis: a placebo-controlled, double-blind, randomized trial. Fertil Steril. 2008; 90: 1583-8.
2) Harada T, et al. Dienogest is as effective as intranasal buserelin acetate for the relief of pain symptoms associated with endometriosis—a randomized, double-blind, multicenter, controlled trial. Fertil Steril. 2009; 91: 675-81.
3) Harada T, et al. Ethinylestradiol 20 µg/drospirenone 3 mg in a flexible extended regimen for the management of endometriosis-associated pelvic pain: a randomized controlled trial. Fertil Steril. 2017; 108: 798-805.
4) Demco L. Mapping the source and character of pain due to endometriosis by patient-assisted laparoscopy. J Am Assoc Gynecol Laparosc. 1998, 5. 241-5.
5) Hart RJ, et al. Excisional surgery versus ablative surgery for ovarian endometrioma. Cochrane Database Syst Rev. 2008; 16: CD004992.
6) Jadoul P, et al. Surgical treatment of ovarian endometriomas: state of the art? Fertil Steril. 2012; 98: 556-63.
7) Yu HT, et al. Laparoscopic ovarian cystectomy of endometriomas: surgeons' experience mayaffect ovarian reserve and live-born rate in infertile patients with in vitrofertilization-intracytoplasmic sperm injection. Eur J Obstet Gyne-

col Reprod Biol. 2010; 152: 172-5.

8) Canis M, et al. Surgical arrows should be identified on the cyst wall. Fertil Steril. 2012; 99: e7.

9) Vercellini P, et al. Endometriosis: pathogenesis and treatment. Nat Rev Endocrinol. 2014; 10: 261-75.

10) De Cicco C, et al. Bowel resection for deep endometriosis: a systematic review. BJOG. 2011; 118: 285-91.

11) Nezhat C, et al. Robotic versus standard laparoscopy for the treatment of endometriosis. Fertil Steril. 2010; 94: 2758-60.

12) Proctor ML, et al. Combined oral contraceptive pill (OCP) as treatment for primary dysmenorrhea. Cochrane Database Syst Rev. 2001; CD002120.

13) Harada T, et al. Evaluation of a low-dose oral contraceptive pill for primary dysmenorrhea: a placebo-controlled, double-blind, randomized trial. Fertil Steril. 2011; 95: 1928-31.

14) Harada T, et al. Evaluation of an ultra low-dose oral contraceptive pill for dysmenorrhea: a placebo-controlled, double-blind, randomized trial. Fertil Steril. 2016; 106: 1807-14.

15) Vercellini P, et al. Continuous use of an oral contraceptive for endometriosis-associated recurrent dysmenorrhea that does not respond to a cyclic pill regimen. Fertil Steril. 2003; 80: 560-3.

16) Muzii L, et al. Continuous versus cyclic oral contraceptives after laparoscopic excision of ovarian endometriomas: a systematic review and metaanalysis. Am J Obstet Gynecol. 2016; 214: 203-11.

17) Schindler AE, et al. High-dose pilot study with the novel progestogen dienogestin patients with endometriosis. Gynecol Endocrinol. 2006; 22: 9-17.

18) Momoeda M, et al. Long-term use of dienogest for the treatment of endometriosis. J Obstet Gynaecol Res. 2009; 35: 1069-76.

19) Fedele L, et al. Use of a levonorgestrel-releasing intrauterine device in the treatment of rectovaginal endometriosis. Fertil Steril. 2001; 75: 485-8.

20) Petta CA, et al. Randomized clinical trial of a levonorgestrel-releasing intrauterine system and a depot GnRH analogue for the treatment of chronic pelvic pain in women with endometriosis. Hum Reprod. 2005; 20: 1993-8.

21) Carp H. A systematic review of dydrogesterone for the treatment of threatened miscarriage. Gynecol Endocinol. 2012; 28: 983-90.

22) Taniguchi F, et al. The efficacy and safety of dydrogesterone for treatment of dysmenorrhea: An open-label multicenter clinical study. J Obstet Gynaecol Res. 2018 [Epub ahead of print].

23) Taylor HS, et al. Treatment of endometriosis-associated pain with elagolix, an oral GnRH antagonist. N Engl J Med. 2017; 377: 28-40.

24) Stratton P, et al. Return of chronic pelvic pain from endometriosis after raloxifene treatment: a randomized controlled trial. Obstet Gynecol. 2008; 111: 88-96.

25) Rees M. Dysmenorrhea. Br J Obstet Gynaecol. 1988; 95: 833-5.

26) Rees MC, et al. Prostaglandins in menstrual fluid in menorrhagia and dysmenorrhea. Br J Obstet Gynaecol. 1984; 91: 673-80.

27) Lundstrom V, et al. Endogenous levels of prostaglandin F2alpha and its main

metabolites in plasma and endometrium of normal and dysmenorrheic women. Am J Obstet Gynecol. 1978; 130: 640-6.

28) Bulletti C, et al. Characteristics of uterine contractility during menses in women with mild to moderate endometriosis. Fertil Steril. 2002: 77: 1156-61.

29) Kido A, et al. The effect of oral contraceptives on uterine contractility and menstrual pain: an assessment with cine MR imaging. Hum Reprod. 2007; 22: 2066-71.

30) Meresman GF, et al. Oral contraceptives suppress cell proliferation and enhance apoptosis of eutopic endometrial tissue from patients with endometriosis. Fertil Steril. 2002: 77: 1141-7.

31) Tokushige N, et al. Effect of progestogens and combined oral contraceptives on nerve fibers in peritoneal endometriosis. Fertil Steril. 2009; 92: 1234-9.

32) Cohen A, et al. Sclerotherapy in the management of ovarian endometrioma: systematic review and meta-analysis. Fertil Steril. 2017; 108: 117-24.

33) Barbieri RL. Hormone treatment of endometriosis: the estrogen threshold hypothesis. Am J Obstet Gynecol. 1992; 166: 740-5.

34) Taylor HS. Use of elagolix in gynecology. J Obstet Gynecol Can. 2018; 40: 931-4.

35) Carr B, et al. Elagolix, an oral GnRH antagonist, versus subcutaneous depot medroxyprogesterone acetate for the treatment of endometriosis: effects on bone mineral density. Reprod Sci. 2014; 21: 1341-51.

36) Strowitzki T, et al. Dienogest is as effective as leuprolide acetate in treating the painful symptoms of endometriosis: a 24-week, randomized, multicentre, open-label trial. Hum Reprod. 2010; 25: 663-41.

37) Strowitzki T, et al. Dienogest in the treatment of endometriosis-associated pelvic pain: a 12 week, randomized, double-blind, placebo-controlled study. Eur J Obstet Gynecol Reprod Biol. 2010; 151: 193-8.

子宮内膜症の
基礎研究

1. 子宮内膜症研究の歴史

　子宮内膜症の基礎研究の歴史は，子宮内膜症の発生病因を探求する歴史であった．異所性に発育する子宮内膜の由来，その生存を支えるものあるいは発育・進展様式について長年にわたって多くの研究が行われてきた．また，一般科学の進歩とともに研究の新しい方法論は子宮内膜症研究にも持ち込まれて，新知見が重ねられた．初期の頃は，単純な免疫染色や電子顕微鏡などを使った形態学的・病理学的な研究が行われて，ホルモン依存性や異所性子宮内膜に特徴的な所見が検索された．その後，分子生物学的な手法が開発されたことで，遺伝子発現検索，遺伝子変異検索，アポトーシスなど新しい細胞生物学の新技術や新知見が応用された．一方で，ELISA法などの開発によって免疫細胞の産生する微量のサイトカインなどの測定が可能となって子宮内膜症患者の腹腔内環境と免疫系細胞の役割が研究された．また，薬剤の効果などについてはモデル動物が使用されてきた．ヒト以外で自然に子宮内膜症が観察されるヒヒがモデルとしては最も優れているが，動物愛護と費用の面で使いづらく，最近ではマウスモデルが用いられることが多い 図8-1 ．

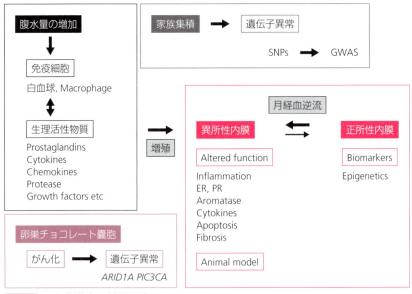

図8-1 子宮内膜症の基礎研究

やはり，子宮内膜症研究の始祖は Sampson といってもよいであろう．子宮内膜症の発生仮説として Sampson が提唱した逆流月経血が腹膜に移植するという移植説は，腹膜の化生説とともにいまだに 2 大仮説として生き残っている．ここでは，子宮内膜症の基礎研究についてその歴史を振り返りながら，どんな研究が行われてきて，どこまで明らかとなってきたかを概説したい．なお，2004 年に故杉本修先生によって出版された『子宮内膜症と子宮腺筋症：その謎解明の軌跡をたどる』（知人社，2004）は 2000 年頃までの子宮内膜症関連の論文を漏れなく網羅した大著であり，参考論文の詳細を知りたい方におすすめする[1]．この章では，参考文献は代表的なものは漏らさず記載することを心がけたが，秀逸な総説がある場合はこれを優先して取り上げた．また，2014 年に著者が編纂した Endometriosis: pathogenesis and treatment は，アジアと世界を代表する研究者により執筆されており参考にしていただきたい[2]．

2. 性ステロイドホルモンとその受容体

　子宮内膜症病変は，エストロゲン受容体を発現しており，エストロゲンおよびプロゲステロンに反応して出血を起こすものと考えられる．本症は，初経前にはほとんど見られず，閉経後には症状は軽減し自然消退することも多いことからエストロゲン依存性疾患と考えられる．また，GnRH アゴニスト使用による低エストロゲン状態によって症状軽減や病変の消退がもたらされることを考えるとエストロゲン依存の強さは明白である 図8-2 ．

　子宮内膜はステロイドホルモン，そしてさまざまなサイトカインおよび接着分子などの作用を受けて増殖した後，分泌期内膜へと分化して受精卵の着床に備え，着床後は脱落膜に機能分化する．妊娠が起こらなければ，アポトーシスによって機能層内膜は剝奪して出血とともに排出され月経となる．子宮内膜細胞の増殖，機能分化に最も大きな影響を及ぼすものはエストロゲンとプロゲステロンである．子宮内膜症細胞に対しても，これら性ホルモンの影響は大きい．

　エストロゲン産生のキーエンザイムであるアロマターゼは，正常の子宮内膜では発現がみられないが，子宮内膜症患者では異所性の子宮内膜症組織だけでなく正所性の子宮内膜にも発現することが報告されている[3]．私どもも，

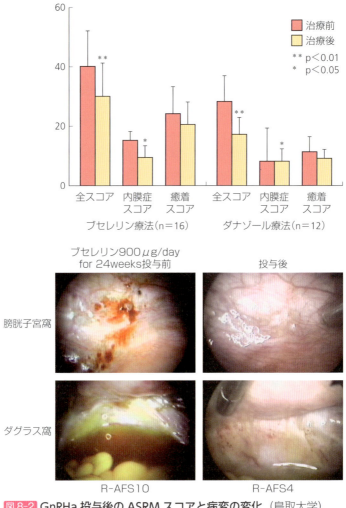

図8-2 GnRHa 投与後の ASRM スコアと病変の変化（鳥取大学）

子宮内膜症組織では，アロマターゼ発現が高く，エストロゲン産生も亢進していることを報告した[4]．さらに，このアロマターゼ高発現は遺伝子上流域のメチル化の変異に起因することを示唆した[4]．すなわち，異所性内膜組織では卵巣から産生されるエストロゲンだけでなく，自己産生によるエストロゲンによって組織の増殖進展がはかられていると考えられる．子宮内膜症患者の正所性内膜においては，異所性組織と同様にアロマターゼ発現が健常者に比較

2. 性ステロイドホルモンとその受容体

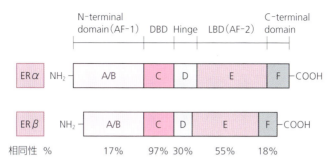

DBD: DNA binding domain
LBD: Ligand binding domain

図8-3 エストロゲン受容体ERαとERβの構造と相同性
ERには2つのアイソフォームが存在し，それぞれ異なった遺伝子から産生される．ともに6つのドメイン（A〜F領域）から構成されアミノ酸配列の相同性は高い．転写活性化に関与する2つのドメイン構造はA/BとEにあり，AF-1およびAF-2とよばれている．

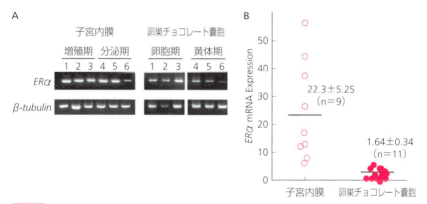

図8-4 子宮内膜症における *ERα* 発現
子宮内膜と卵巣チョコレート囊胞における *ERα* 遺伝子発現をRT-PCR法で解析した．
A: 子宮内膜と卵巣チョコレート囊胞の間質細胞における *ERα* 遺伝子発現，*β-tubulin* は発現比較のための対照
B: *ERα* の発現を *β-tubulin* 比として算出した．卵巣チョコレート囊胞では *ERα* 発現が低い．
(Izawa M, et al. Reprod Sci. 2015; 23: 871-6[6])

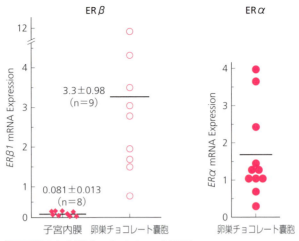

図8-5 子宮内膜症における *ERβ* 発現
子宮内膜と卵巣チョコレート囊胞における *ERβ* 遺伝子発現をRT-PCR法で解析した.
ERβ 遺伝子は子宮内膜に比較して卵巣チョコレート囊胞の間質細胞で発現が高い.
発現比率で比較すると，卵巣チョコレート囊胞では *ERα* と *ERβ* 発現は同等であった.
子宮内膜での *ERα* 発現に比べると，チョコレート囊胞ではどちらも低い（図8-4 参照）.
(Izawa M, et al. Reprod Sci. 2015; 23: 871-6[6])

して亢進していることが示されている．その結果，内膜組織におけるエストロゲン産生も亢進している[5]．

エストロゲン作用は，エストロゲン受容体 estrogen receptor α（ERα）とERβ に結合することで発揮される 図8-3 ．子宮内膜症では ER 発現にも異常がみられる．正所性子宮内膜では，ERα が主として発現するが ERβ の発現はきわめて低い[6]．一方，子宮内膜症細胞では，正所性子宮内膜に比較するとERα 発現は弱く，ERβ が優位に発現している 図8-4, 5 ．私どもの検討でも，5種類の ERβ 類似体の中でも β1 と β5 の発現が ERα に比較して子宮内膜症細胞で優位であることが判明した[6]．ERβ は ERα の作用を抑制することが知られており，ERα によるプロゲステロン受容体の誘導も阻害する．

子宮内膜症組織と正所性子宮内膜の形態学的な比較検討によると，月経周期が両者で90％一致していなかった[5]．ERα および ERβ の発現比率の差や，

それぞれの受容体の作用の違いを考慮すると，内膜症病変と正所性内膜の組織学的周期が一致しないことは理解できる．一方で，正所性内膜と同様に病変が明瞭なエストロゲン依存性を示すメカニズムについては明らかでなく，今後の研究成果が待たれる．

3. 免疫異常

子宮内膜症の発生仮説として最も有力なものが月経血逆流による移植説であるが，月経血逆流は90％の女性で観察されるにもかかわらず，子宮内膜症の発生は生殖年齢女性のおよそ10％に限られる．すなわち，逆流月経血に混じって子宮内膜細胞は腹腔内に運ばれるものの"免疫監視機構"が働いて大部分の女性では内膜細胞は異物として排除される．では，どのようなメカニズムで一部の女性にのみ内膜症が発生するのか，この子宮内膜症における最大の疑問に対する解答が永年にわたって試みられてきた．この疑問への最初の魅力的な仮説は，Oosterlynck らによる腹腔内局所における免疫機構の破綻を原因とする仮説である[7]．

Oosterlynck らは，子宮内膜症患者では腹腔内に存在する natural killer（NK）細胞の機能が低下しているために，腹腔内に逆流してきた子宮内膜組織を免疫学的に排除することができずに移植を許してしまうという仮説を提唱した[7]．

NK 細胞

NK細胞は，自然免疫の主要な役割を担う細胞障害性リンパ球である．抗原感作を受けずに細胞を攻撃することができて，感染，抗腫瘍活性や移植片拒絶反応に働く．子宮内膜症では，末梢血と腹腔内NKの殺細胞効果が低下していることが示されている．マウスモデルでNK機能を高めると内膜症病変を減らすことができる[8]．

マクロファージ

子宮内膜症患者の腹腔内では腹腔貯留液が増加しており，その中には炎症

性細胞が豊富に存在し，特にマクロファージが多数を占めている．子宮内膜症患者のマクロファージでは，NFκB が活性化されており，さまざまなサイトカインを分泌し，骨盤内局所の炎症反応の維持に働いている．私どもの検討では，サイトカインは，マクロファージだけではなく，子宮内膜症細胞からも豊富に分泌されることが示された[9]．また，子宮内膜症患者では IL-1，IL-6，IL-8，TNFα などのサイトカイン発現は，病変だけではなく正所性子宮内膜でも産生亢進していることが確認されている．

4. 腹腔内環境とサイトカイン

子宮内膜症患者の腹腔内には炎症性細胞が豊富に存在して，本症は慢性炎症疾患と考えられている ．子宮内膜症患者では，腹腔内貯留液（peritoneal fluid: PF）が増加しており，この産生源は主として卵巣と血漿の滲出液であり，卵管からの分泌液や逆流月経血も含まれる．その性状は，白血球が $0.5 \sim 2.0 \times 10^6 \, mL^{-1}$，その 85% がマクロファージである．PF にはステロイドホルモン，増殖因子やサイトカインなどが含まれている．子宮内膜症患者の PF で増加しているサイトカインや増殖因子を にまとめた．これらのサイトカインの産生源としては，腹腔内のマクロファージ，リンパ球，子宮内膜症細胞，腹膜の中皮細胞などが考えられる．

サイトカインの主要な産生源はマクロファージと考えられていたが，私どもを含めて多くの研究者が，子宮内膜症間質細胞（endometriotic stromal cells: EmSC）自体も多様な種類のサイトカインを産生して自己増殖や病態の進展に関わることを明らかにした[9] 図8-6．

IL-8 による子宮内膜症細胞の増殖

IL-8 は，急性炎症発生時にみられる標的細胞への好中球遊走・活性化，血管新生やがん化に関わる代表的なインターロイキン interleukin（IL）である．子宮内膜症患者の腹水中には高濃度の IL-8 が存在すること，IL-8 は卵巣チョコレート嚢胞由来の培養子宮内膜症間質細胞の増殖を促進することを明らかにした[9]．

4. 腹腔内環境とサイトカイン

表8-1 腹腔内貯留液におけるサイトカインと成長因子

サイトカイン	子宮内膜症で高い	差がない	低い
IL-1	Fakih 1987, Hill 1989, Taketani 1992, Ho 1996, Kondera-Anasz 2005, Moberg 2015, Rakhila 2016	Awadalla 1987, Koyama 1993, Keenan 1995	
IL-1 beta	Sokolov 2005, Sikora 2017, Mier-Cabrera 2011		Kalu 2007
IL-1 ra			Zhang 2007
sIL-1 r2			Akoum 2008
IL-2	Fan 2018	Keenan 1995	
IL-4	Fan 2018	Gazvani 2001	
IL-5		Koyama 1993	
IL-6	Buyalos 1992. Koyama 1993, Rier 1995, Ueki 1994, Punnonen 1996, Schroder 1996, Harada 1997, Ho 1996, Mahnke 2000, Khan 2002, Skrzypczak 2005, Sokolov 2005, Kalu 2007, Mier-Cabrera 2011, Drosdzol-Cop 2012, Bersinger 2012, Wickiewicz 2013, Moberg 2015, Ozcelik 2016, Mosbah 2016, Maged 2018, Mari-Alexander 2018	Boutten 1992, Keenan 1994, Rathore 2014	
sIL-6R	Schroder 1996		
IL-8	Ryan 1995, Arici 1996, Iwabe 1998, Gazvani 1998, Pizzo 2002, Barcz 2002, Bersinger 2006, Bedaiwy 2007, Kalu 2007, Mier-Cabrera 2011, Jorgensen 2017, Mari-Alexander 2018	Calhaz-Jorge 2003	
IL-10	Punnonen 1996, Mier-Cabrera 2011, Wickiewicz 2013		Zhang 2007, Fan 2018
IL-11		Gazvani 2001	
IL-12	Gallinelli 2004	Zeeyneloglu 1997, Gazvani 2001	
IL-13			McLaren 1997, Gallinelli 2004, Jorgensen 2017
Il-15	Arici 2002		Lin 2006
IL-16	Koga 2005, Ozcelik 2016	Zhang 2005	
IL-17	Zhang 2005, Rakhila 2016		
IL-18	Arici 2003, Bersinger 2012	Glitz 2009	Zhang 2004
IL-23/IL-25	Androli 2011, Bungum 2016		
IL-32/IL-33/IL-35/IL-37	Lee 2018, Santulli 2012, Zhang 2018, Kaabachi 2017		
TNF alpha	Eisermann 1988, Halme 1989, Taketani 1992, Ho 1996, Harada 1997, Bedaiwy 2001, Pizzo 2002, Skrzypczak 2005, Bedaiwy 2007 Drosdzol-Cop 2012, Ozcelik 2016	Vercellini 1993, Keenan 1995	Calhaz-Jorge 2000, Kalu 2007

JCOPY 498-06094

169

表8-1 つづき

サイトカイン	子宮内膜症で高い	差がない	低い
INF gamma		Khorram 1993, Keenan 1995	Ho 1996
INF gamma soluble protein			Yoshino 2003
MCP-1	Arici 1995, Akoum 1996, Pizzo 2002, Kalu 2007, Tao 2011, Mier-Cabrera 2011, Bersinger 2012, Margari 2013, Jorgensen 2017		
MCP-3	Rakhila 2016	Margari 2013	
RANTES	Khorram 1993, Bersinger 2006, Mier-Cabrera 2011, Rakhila 2016	Margari 2013	Kalu 2007
Soluble TNFR I, II	Koga 2000		
Epithelial neutrophil-activating peptide-78	Mueller 2003, Suzumori 2003		
MIF migration inhibiting factor	Kats 2002, Mahutte 2004		
granulocyte chemotactic protein-2 (GCP-2)	Suzumori 2005		
osteoprotegerin	Harada 2004		
fractalkine	Shimoya 2005		
Interferon-gamma-induced protein-10	Galleri 2009		
Eotaxin	Mier-Cabrera 2011, Bersinger 2012		
Midkine	Hirota 2005, Nirgianakis 2016		
成長因子	子宮内膜症で高い	差がない	低い
EGF	Rakhila 2016	De Leon 1986, Huang 1996	
TGF beta	Oosterlynck 1994, Pizzo 2002		
TGF alpha	Rakhila 2016		
M-CSF	Fukaya 1994		
IGF	Giudice 1994, Sokolov 2005	Kim 2000	Gurgan 1999
PDGF	Halme 1988, Rakhila 2016		Kalu 2007
bFGF	Rakhila 2016	Huang 1996, Seli 1998	
HGF	Osuga 1999, Khan 2002, Zong 2003, Khan 2006, Jorgensen 2017		
SCF stem cell factor	Osuga 2000		
S-cMet	KhoshdelRad 2014		
VEGF	McLaren 1996, Mahnke 2000, Liu 2004, Pupo-Nogueira 2007, Mier-Cabrera 2011, Kianpour 2013, Young 2015	Rathore 2014	Kalu 2007
Placental growth factor	Suzumori 2003		

4. 腹腔内環境とサイトカイン

EmSC（子宮内膜症間質細胞）と ESC（子宮内膜細胞）における TNFα 添加による IL-6 遺伝子発現
（Northern 解析）

EmSC とマクロファージにおける TNFα 添加と IL-6 蛋白発現
（ELISA による測定）

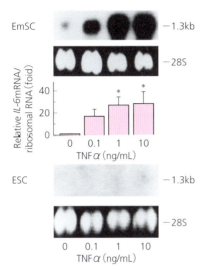
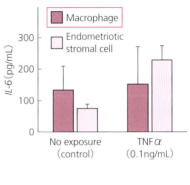

図 8-6 子宮内膜症細胞における IL-6 産生
(Tsudo T, et al. Altered gene expression and secretion of interleukin-6 in stromal cells derived from endometriotic tissues. Fertil Steril. 2000; 73: 205-11)

TNFα-NFκB と IL6 および IL-8 産生

　TNFα は細胞の増殖・分化，アポトーシスなどに関わるサイトカインであり，他のサイトカイン産生を誘導する作用がある．培養子宮内膜症間質細胞（EmSC）においては，TNFα 添加が NFκB（nuclear factor-kappa B）を活性化し，IL-8 産生を刺激して増殖を促進すること[10]，さらには COX（cyclo-oxygenase）2 発現を誘導してプロスタグランディン（PG）E$_2$産生を促進すること[11]を明らかにした．

　NFκB は細胞内では抑制蛋白である IκB が結合した状態で存在し，核内移行が細胞質でブロックされている．そこに TNFα が細胞膜表面の TNF 受容体に結合し，そのシグナルが細胞内に伝達されると，IκB がリン酸化され NFκB から遊離して活性型となり，核内移行して IL-6 や IL-8 などの標的遺伝子の転写を促進する．EmSC においては，腹水中濃度の TNFα 添加が NFκB の活

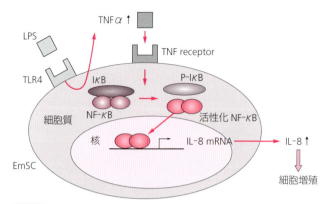

図 8-7 炎症刺激と子宮内膜症細胞（EmSC）の増殖

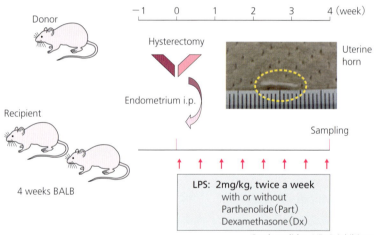

図 8-8A 子宮内膜症マウスモデル

性化を誘導し，NFκB阻害剤であるTPCKの投与により，IL-6とIL-8の産生が抑制された[10]．したがって，TNFαはNFκBを活性化することで，IL-6およびIL-8産生を促進することが明らかとなった．

　炎症が子宮内膜症の進展に及ぼす影響について炎症惹起因子であるLPS（lipopolysaccharide）を用いた研究を行った．LPS添加によってEmSCの増殖が促進された．この増殖促進作用はNFκBを介していることも明らかと

5. 遺伝子異常と変異

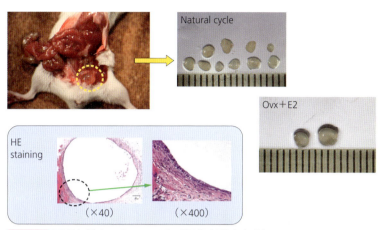

図8-8B 子宮内膜症マウスモデル（子宮内膜症病変）

なった 図8-7 [12]．さらに，LPS の作用をマウス子宮内膜症モデルを作成して検討した 図8-8．LPS 投与は，マウスモデルの子宮内膜症病変の数を増加させ，炎症マーカーとなる遺伝子群の発現は増強され（*ptgs-2*, *vegf*, *ccl-2*, *il-6*），同時に NFκB の活性化も観察された [13]．

5. 遺伝子異常と変異

　子宮内膜症は多因子疾患と考えられており，発症には遺伝的要因（疾患関連遺伝子，エピジェネティクス），内分泌学的要因，免疫学的要因，環境要因などの関与が考えられる．

　子宮内膜症の家系内集積が報告されており，姉妹に子宮内膜症があるとの相対危険度は 2.34 であり，双子では高頻度で双方に子宮内膜症がみられることから遺伝的素因が示唆されている．多因子疾患である子宮内膜症は，単一遺伝子疾患に比べて個々の疾患遺伝子の寄与は小さく，遺伝子異常と環境要因が関係して発症するものと推測される．

　最近では，多因子疾患の疾患感受性遺伝子の網羅的関連解析のための手法として，ゲノムワイド関連解析（genome-wide association study: GWAS）が行われている．GWAS は，ヒトゲノム全体をほぼカバーする 1,000 万カ所以上の一塩基多型(single nucleotide polymorphism: SNP) のうち，50 万〜

マウス子宮内膜症病変の数と重量

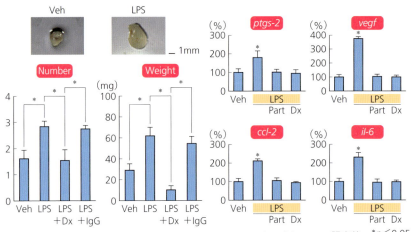

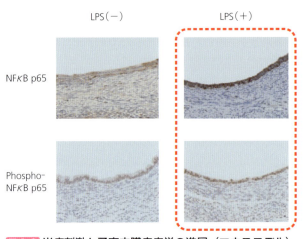

図 8-9 炎症刺激と子宮内膜症病巣の進展（マウスモデル）
(Azuma Y, et al. Am J Reprod Immunol. 2017; 77[13])

　100万カ所の遺伝子型を決定し，主にSNPの頻度と，病気や量的形質との関連を統計的に調べる方法のことをいう．2003年にヒトゲノム計画が完了して以来，ゲノム配列の個人差と形質との関連についての研究が急速に進み，病気（特に単一遺伝子疾患）の原因遺伝子を探索する方法として「ポジショナル・

クローニング」という手法が多用されてきた．ところが，多くの疾患が複数の遺伝子に少しずつ影響されることで発症する多因子疾患であり，従来の手法での解析は困難とわかった．そこで，これまでのような特定の狭い領域の解析に加えて，ゲノム全体を巨視的に見渡す必要性から，GWASが用いられるようになった．GWASは遺伝的多様性を代表するSNPを位置マーカーとして用い，特定の病気と連動する（患者群で有意に高頻度に認められる）SNPを見つけ出して，その近傍に存在すると推測される感受性遺伝子を抽出する．複数の感受性遺伝子を原因とする病気の場合，多くの遺伝子の作用が累積することで，発症リスクを上げると考えられている．遺伝因子の特定ができれば，病気の診断や予防あるいは治療に応用できる．

　日本人の子宮内膜症患者と対照群のGWASが世界に先駆けて報告された[14]．その後に発表された8つのGWASの報告をまとめてメタアナリシスが行われている[15]．その中では，欧州系の各国と日本に祖先をもつ患者で共通の，rs12700667（7p15.2），rs7521902（WNT近傍），rs10859871（VEZT近傍），rs1537377（CDKN2B-ASI近傍），rs7739264（ID4近傍），rs13394619（GREB1）と6つのSNPが同定された．このうち5個は，R-ASRM進行期3期および4期の進行期の内膜症と強い関連がみられた．

　これらの遺伝子研究の問題点としては，子宮内膜症患者の進行期や病変の種類が研究によってばらつきがあること，サンプルサイズが小さいことや見出された遺伝子多型が機能的に意味を有するかどうかの検証が必要なことである．遺伝的影響がどこまで子宮内膜症の発生に関わっているのか興味深いが，今後の研究進展が待たれる．

6. バイオマーカーと正所性子宮内膜

　子宮内膜症研究は，分子生物学的手法をはじめとして細胞実験手技の発達と基礎生物学的な細胞機能の理解が深まってきたことにより急速に進み，子宮内膜症細胞の特性が明確になってきている ．その中で，多くの生理活性物質が同定されて，これらの病変における遺伝子ならびに蛋白発現と正所性内膜との比較，生理活性物質の機能や病因・病態における役割が解析されている．一方で，子宮内膜症患者の腹腔内貯留液，血清・血漿，尿や正所性の子宮内膜におけるこれら生理活性物質の同定が非侵襲的な診断に使える可能

性がある．子宮内膜症診断のゴールドスタンダードは腹腔鏡検査による肉眼的診断であるが，侵襲的であることと不妊症検査の意義が薄れていることから近年では早期の実施に消極的な傾向にある．また，思春期からの早期介入の必要性がわかってきたことから，バイオマーカーによる非侵襲的早期診断はますます重要となる．

May らは，1984 年 1 月から 2009 年 8 月までに出版された 1 万以上の文献をスクリーニングして，血性，血漿，尿などの末梢におけるバイオマーカーについてのシステマティックレビューを行っている[16]．サイトカイン，抗体，糖蛋白などに分けて，これまで報告されたマーカー候補についてまとめているが，未だに臨床的に使われているものは CA-125 以外にはないといってもよく，いくつかのマーカーを組み合わせたパネル診断も試みられている．
表8-2 にはこれまでに報告されているマーカーの主なものをまとめた．マーカーの詳細については論文を参照していただきたいが，2010 年以降については表中に筆頭著者と発表年を記して検索可能とした．

子宮内膜症細胞は，正所性の子宮内膜細胞に比較して多くの遺伝子発現に異常がみられ，ホルモンや免疫機構にも異常があることが明らかとなっている．さらに，子宮内膜症患者では，正所性子宮内膜細胞においても子宮内膜症細胞が有するような遺伝子異常がみられることがわかり注目されている．私どもの研究成績でも，子宮内膜症（卵巣チョコレート囊胞），子宮内膜症の正所性子宮内膜，子宮内膜症のない子宮内膜の間質細胞で，IL-6，IL-8，COX-2 などの発現に差がみられた 図8-10 [2]．特に IL-6 と IL-8 については，子宮内膜症の正所性子宮内膜と子宮内膜症のない子宮内膜の間で発現に差があった．これは 1 例であって，子宮内膜症病変ほどではないが，子宮内膜症患者の正所性子宮内膜は明らかに生物学的性格が変化していることが多くの因子について報告されている[17]．

この異常は子宮内膜症が発症する前からあったのか，あるいは子宮内膜症が発症した結果として異常が生じたのかという疑問がある．すなわち，子宮内膜症患者では，もともと正所性子宮内膜に異常があるために，月経血とともに内膜が逆流して腹腔内に到達して移植するという仮説が成り立つ 図8-11 ．逆に，異所性に子宮内膜症病変が先にできて，その後，正所性の子宮内膜に異常が起こるとの仮説もある．最近のマウスあるいはヒヒを用いた検討では，実験的に腹腔内に子宮内膜症病変を誘導すると，その後に正所性子宮内膜に変

6. バイオマーカーと正所性子宮内膜

表8-2 末梢血における子宮内膜症のマーカー

サイトカイン（～2010）	2011～2018
IL-6	IL-37, IL-17A（Fan 2018）, IL-37（Kaabachi 2017）
IL-8	Eotaxin（Malutan 2017）
TNFα	IL-19, IL-22（Santulli 2013）, IL-33（Santulli 2013）
Monocyte chemotactic protein 1	IL-35（Zhang 2018）
Interferone gamma	
Other cytokines	
IL-1α, IL-1 receptor antagonist	
IL-Ⅰ soluble receptor typeⅡ	
IL-1β	
IL-2, -4, -10	
IL-12, -18	
IL-13, IL-15, IL-16	
RANTES	
Macrophege migration inhibiting factor（MIF）	
Intracelluler cytokine	
Stuiniy, mRNA	
抗体	
Total immunoglobulin	
Anti-endometrial antibodies	
Specific antibodies	Anti-syntaxin 5（STX5）autoantibody（Nabeta 2011）
細胞（～2010）	2011～2018
T cells	Circulating endometrial cells（CECs）（Chen 2017）
B cells	Myeloid-derived suppressor cells（MDSCs）（Chen 2017）
Natural Killer cells（NK）	Circulating angiogenic cells（CACs）（Webster 2013）
Macrophege/monocytes	
Polymorphounclear newtrophils	
免疫関連	
C3, C4, mononucler cell B-endorphin	Neutrophil Extracellular Traps（NETs）（Munros 2018）
CD4, CD8, CD23, CD163	Soluble CD44（Mashayekhi 2015）

JCOPY 498-06094

177

表8-2 つづき

糖蛋白	
Cancer antigen125（CA125）	Glycodelin A（Mosbah 2016）,（Kocbek 2015）
CA19-9	Zn-alpha2-glycoprotein, albumin Complement C3 precursor（Signorile 2014）
CA15-3	Human epididymal secretory protein E4: HE4（Leggieri 2014）
CA-72	Afamin（Seeber 2010）
Other glycoprotein	
Transfrerin, α2-HS, alpha-fetoproten（AFP）	
CEA, beta-2 microglobulin	
Haptoglobin follistatin	
細胞接着	
Intracellular adhesion molecule-1（ICAM-1）	Galectin-9（Brubel 2017）, periostin（Zheng 2016）
Other	
Soluble E-cadhesin, osteopontin, VCAM-2	
成長因子（～2010）	2011～2018
Insulin like growth factor- I（IGF- I）, IGF II	Brain-derived neurotrophic factor（Rocha 2017）Neurotrophins brain-derived neurotrophic factor（BDNF）, Nerve growth factor（NGF）, and neurotrophin 4/5（NT4/5）（Wessels 2016）Mature brain-derived neurotrophic factor（mBDNF）（Perricos 2018）
IGFBP-3, Granulocyte macrophage	IGF II mRNA-binding protein 1（IMP1）, cyclin B1（Yi 2010）
Colony-stimulating factor（6M-CSF）	
プロテオーム解析	
Protein finger prints in blood or tissue	Proteomics; 5 peptides（4210, 5264, 2660, 5635, and 5904 Da）（Zhao 2015）Proteome（Dutta 2015）
ホルモン	
Prolactin	Anti-Müllerian hormone（AMH）（Hipp 2015）
Pituitary hormones	Androgens and PSA（Evsen 2014）
Steroids	
Other	
Leptin	Copeptin（Tuten 2014）Nesfatin-1（Sengul 2014）Activin A（Reis 2012）

6. バイオマーカーと正所性子宮内膜

表8-2 つづき

血管新生（〜2010）	2011〜2018
VEGF, Angiogenesis, Soluble Flt-1	
Fibroblast growth factor-2 (FGF-2) etc	
アポトーシス	
Fas ligand（Fasl）, Soluble Fasl etc	
その他	
CRP, Urocortin, Paraxonase-1 (PON-1)	miR-31, miR-145（Bashti 2018）, miR-200a, miR-200b, and miR-141（Rekker 2015）, miR-17-5p, miR-20a and miR-22（Jia 2013）, miR-122, and miR-199a（Maged 2018）, miR-451a（Nothnick 2017）, miR-3613-5p, miR-6755-3p miR-125b-5p, miR-150-5p, miR-342-3p, miR-143-3p, miR-145-5p, miR-500a-3p, miR-451a, miR-18a-5p（Cosar 2016）, let-7b, miR-135a, let-7d and 7f（Cho 2015）, miR-199a and miR-122, miR-145, miR-141, miR-542-3p, and miR-9（Wang 2013）,
Free DNA etc	Cell-derived microparticles（cMPs）（Munros 2017）, Superoxide dismutase（SOD）and glutathione peroxidase（GPx）（Ekarattanawong 2017） Endocannabinoids and related mediators（AEA, 2-AG, and OEA）（Sanchez 2016） Salusin-α and salusin-β（Sahin 2015） N-glycans（Berkes 2013） Sphingomyelins and phosphatidylcholines（OE）（Vouk 2012） Chitotriosidase（Alanbay 2012） Monoethylhexyl phthalate and di-（2-ethylhexyl）Phthalate（Kim 2011） Oxylipin（Lee 2016） Thiol（Turkyilmaz 2016） HIF-1a（Karakus 2016） Chitinase-3-like protein 1（CHI3L1: YKL-40）（Ural 2015）（Tuten 2012） Y-box-binding protein 1（YB-1）（Ahens 2015） Biglycan（Kocbek 2014） Syntaxin-5（Ozhan 2014） Tropomyosin 3（TPM3）, stomatin-like protein 2（SLP2）and tropomodulin 3（TMOD3）（Gajbhiye 2012） LDL（Gibran 2017） Telomere content（Dracxler 2014） Nickel（Silva 2013）

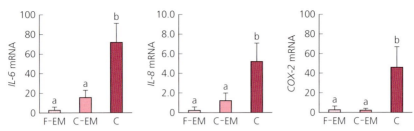

図 8-10 子宮内膜症病変と子宮内膜における遺伝子発現
子宮内膜症病変と子宮内膜における *IL-6*, *IL-8* および *COX-2* の遺伝子発現
F-Em: 子宮内膜症のない患者の子宮内膜間質細胞，C-Em: 卵巣チョコレート囊胞患者の子宮内膜間質細胞，C: 卵巣チョコレート囊胞の間質細胞
(Harada T, ed. Endometriosis: pathogenesis and treatment. Springer; 2014[2])

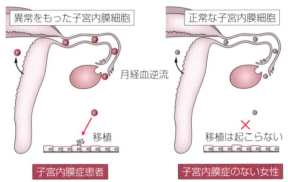

図 8-11 子宮内膜の異常が最初に起こり子宮内膜症が発生する仮説

化が起こることが示された[18,19]．図 8-12．この正所性子宮内膜の異常がどのようなメカニズムで引き起こされるかについては明らかとなってはいない．異所性子宮内膜における遺伝子の異常発現機序にDNAのメチル化異常が関与することが示唆されている．私どもの検討でも，DNAのメチル化異常とエストロゲン産生のキーエンザイムであるアロマターゼ遺伝子発現が関連していることが示唆されている[20]．

また，子宮内膜の異常を検出することでバイオマーカーとして使える可能性がある[17]．バイオマーカーの有用性としては，非侵襲的に病変の存在を確認でき，病変の活動性や治療に対する反応性が検出できることにある．子宮内膜

6. バイオマーカーと正所性子宮内膜

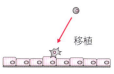
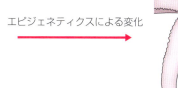
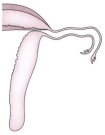
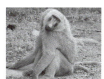
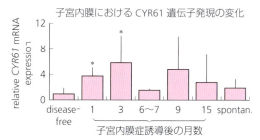

図 8-12 ヒヒ子宮内膜症モデルにおける正所性子宮内膜の変化
ヒヒの月経時の内膜を腹腔内に移植．炎症性因子であるCYR61遺伝子が移植後1カ月，3カ月後に正所性子宮内膜にみられるようになった．
(Gashaw I, et al. Biol Reprod. 2006; 74: 1060-6[19])

は，経頸管的に組織診を行うことで比較的簡単に採取できることも特徴である．

　Mayらは，正所性子宮内膜におけるさまざまの遺伝子発現について報告された1984年から2010年の8,037論文を対象としてシステマティックレビューを行っている[17]．抽出された361論文で取り上げられたマーカーについて詳細に分析・分類している．末梢血におけるバイオマーカーと同様に表8-3にまとめて，2010年以降の報告についてはGuptaらのコクランレビューを付け加えた．きわめて多くの遺伝子や因子が変化していることがわかっている．

表 8-3 正所性子宮内膜症におけるバイオマーカー候補

May KE, et al. Systematic review in 2011	Gupta D, et al. Cochrane Review in 2016
サイトカイン	
IL-1β, IL-1R type II	IL-1R2 mRNA (glandular) (interleukin-1receptor type II gene) IL-1R2 mRNA (stroma), IL-1R2 mRNA (glandular secretory), IL-1R2 mRNA (stromasecretory)
IL-6, IL-8, IL-8 receptors (CXCR1, CXCR2)	
IL-13, IL-15, IL-18	
TNFα, TNFα receptor type II	
MCP-1, RANTES	
免疫関連	
HLA-DR, HLA class I, IgG	
T cells, CD4$^+$ or CD8$^+$, B cells, macrophages	
Langerhans cells, NK cells, etc	
Foxp3$^+$ regulatory T cells	
CD68 macrophage	
ホルモン	
Aromatase	CYP19 (aromatasecytochrome P450)
Hydroxysteroid dehydrogenase (HSD)	
17β HSD type I, type 2	17β HSD2 mRNA (17-betahydroxysteroid-dehydrogenase type 2 gene)
ERα, ERβ	ERα(glandular) (oestrogen receptor-alpha), ERα (stroma) ERβ (glandular), ERβ (stroma)
成長因子	
TGFβ, IGF, IGF-BPs	
HGF, c-Met	
Annexin-1	
細胞接着・細胞外マトリックス	
β3 integrin, α3β3 integrin, αvβ5 and αvβ6 integrin, α6 integrin	Depolarised α-6 integrin (glandular) (depolarised alpha-6 integrin expressionassessed in glandularepithelium) α3β1 integrin (glandular), α3β1 integrin (stroma) α4β1 integrin (glandular) β1 integrin (glandular), β1 integrin (stroma)
E-cadherin, osteopontin, vimentin, ICAM-1	
Focal adhesion kinase (FAK)	
組織リモデリング	
C3, C4, mononucler cell B-endorphin	
CD4, CD8, CD23, CD163	
血管新生	
VEGF, VEGF-A, VEGF receptor-1 and-2 Angiopoietin-1 or -2, PDGF-A	PROK-1 mRNA (glandular) (prokineticin 1 geneevaluated inglandular epithelium)

6. バイオマーカーと正所性子宮内膜

表8-3 つづき

アポトーシスと細胞周期	
TUNEL assay	
Bcl-2, calpain 5, caspase 3, p53, Bcl-xS, MCL-1, Bak	
MCL/Bax ratio, Bcl-2/BAK ratio, Bcl-XL: Bax	
Bcl-XL/Bcl-xS, Bax	
Ki 67, nucleolin, PCNA, rH2AX, Pak-1, ERK1/2, c-myc, c-fos, survivin,	
p27kip1, 4EDB1, AKT1, NFκB1A, CHUK	
Reactive oxygen and nitrogen species	
Endothelial xanthine oxidase, eNOS	
遺伝	
WT-1, Cluster analysis cDNA arrays HOXA-10, DNMT1, DNMT3A	
プロテオミクス	
Histology	
Secretory insufficiency, histological dating	
Nerve fiber density, PGP 9.5	PGP 9.5 (protein geneproduct 9.5) VIP (vasoactiveintestinalpolypeptide) CGRP (calcitoningene-related protein) SP (substance P) NPY (neuropeptide Y) NF (neurofilament) Combined test (VIP, PGP 9.5, SP)
	Endometrialproteome by SELDI-TOF-MSa (high throughput surface enhanced laser desorption/ionisation time-of-flight massspectrometry) Mitichondrialproteome by SELDI-TOF-MS
その他	
COX-2	
Menstrual effluent and uterine fluid	
CA-125 in menstrual fluid, progesterone, endotoxin	CA-125 (menstrualfluid)
	hTERT mRNA (human telomerasereverse transcriptasegene)
	Caldesmon (proliferative) (calmodulin binding protein), Caldesmon (secretory) CALD1 mRNA (proliferative) (gene encoding for caldesmon), CALD1 mRNA (secretory)

(May KE, et al. Hum Reprod Update 2011; 17: 637-53[17], Gupta D, et al. Endometrial biomarkers for the non-invasive diagnosis of endometriosis. Cochrane Database Syst Rev. 2016; CD012165)

7. エピジェネティクス

　エピジェネティクスとは，DNA塩基配列の変化を伴わない細胞分裂後も継承される遺伝子発現あるいは細胞表現型の変化を研究する学問と定義される．主にクロマチン構造の変化に関わるDNAメチル化とヒストンの化学的修飾，ならびにmicroRNAによる遺伝子の転写後発現調節などが含まれる．クロマチン構造の変化は転写活性化あるいは抑制因子のDNAへの接近に影響して遺伝子発現を調節する．エピジェネティクな遺伝子発現調節によって同じゲノム配列をもつにもかかわらず，組織や細胞ごとに異なる特異的な遺伝子発現パターンを示すことが可能となる 図8-13 ．また，エピジェネティクな変化は，さまざまな疾患やがんなどでみられることから発生や分化などの正常機能だけでなく疾患との関連がわかっている．

　一般に，DNAのCpG配列のシトシンがメチル化されて5-メチルシトシンとなると，転写活性が低下して遺伝子発現が抑制される．遺伝子プロモーター領域のCpG配列が集中するCpGアイランドのメチル化は，インプリンティングや細胞分化などの細胞機能調節に関連する．メチル化はDNA methyl-

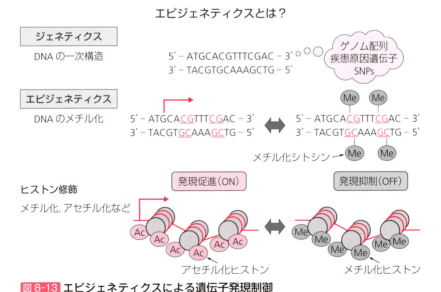

図8-13 **エピジェネティクスによる遺伝子発現制御**

7. エピジェネティクス

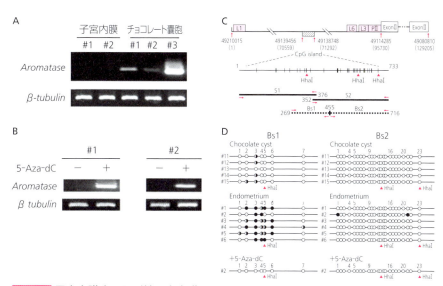

図8-14 子宮内膜症と正所性子宮内膜におけるアロマターゼ遺伝子発現
A: アロマターゼ遺伝子は，子宮内膜（間質細胞）ではみられないが，チョコレート嚢胞（子宮内膜症細胞）では発現が観察された．
B: 脱メチル化剤である 5-Aza-dC を作用させると，子宮内膜細胞にアロマターゼ遺伝子発現が誘導された．
C: アロマターゼ遺伝子の上流領域に CpG アイランドが検出された．
D: Bs1 領域では，子宮内膜では高メチル化状態であった．
(Izawa M, et al. Fertil Steril. 2008; 89: 1390-6[20]),
Izawa M, et al. Fertil Steril. 2011; 95: 33-9[22])

transferase（DNMT）（DNMT 3A，DNMT 3B，DNMT 1）によって調節されている[21]．

　子宮内膜症の病因にもエピジェネティクスが関連していることが指摘されている．前述したように子宮内膜症由来の細胞においてはエストロゲン産生のキーエンザイムであるアロマターゼが高発現していた 図8-14 ．一方で，正所性子宮内膜ではアロマターゼ発現はほとんどみられないが，脱メチル化剤である 5-Aza-dC で処理するとアロマターゼ発現が誘導された 図8-14 ．すなわち，子宮内膜症組織におけるアロマターゼ発現は，メチル化の有無でコントロールされている可能性が示唆された．そこで，子宮内膜症細胞におけるアロマターゼ遺伝子の上流にある脱メチル化された CpG アイランドを検索したところ，ノンプロモーター領域の低メチル化領域が同定された．この CpG ア

イランドには，図中の Bs1 と Bs2 の 2 領域があり，Bs1 領域だけが高メチル化されており同部位にメチル化DNAを認識するメチル-CpG結合蛋白が結合することを確認した．これらの実験結果から，DNA メチル化によって子宮内膜症細胞におけるアロマターゼの高発現が調節されていることが示唆された[22]．

そのほかに子宮内膜症のメチル化異常としては，progesterone receptor B (PR B)，E-cadherin，homeobox A10 (HOXA10)，estrogen receptor beta (ER beta)，17beta-hydroxysteroid dehydrogenase typeⅡ，Cox 2，steroidogenic factor-1 (SF-1)，miR196b などが報告されている．

また，子宮内膜症病巣の上皮成分では，DNA メチル化を制御する DNMT1，DNMT3A および DNMT3B の発現が亢進しており子宮内膜症のメチル化異常に関与すると考えられている．DNMT を標的とした阻害薬が，子宮内膜症の治療薬となる可能性が示唆されている．

クロマチン構造の主体をなすヒストンはさまざまな化学修飾を受けて遺伝子発現に影響を及ぼす．ヌクレオソームのコア領域からはみ出したヒストンテールがメチル化やアセチル化などの修飾を受けると，クロマチン構造が変化して遺伝子の転写が調節を受ける．ヒストンのアセチル化は，histone acetyltransferase と histone deacetylase (HDAC) の働きのバランスにより調節される．子宮内膜症間質細胞では，正所性細胞に比してヒストン H3 および H4 が脱アセチル化している．これまでに，ヒストンのアセチル化によって発現が亢進している遺伝子として，G protein-coupled estrogen receptor，steroidogenic factor-1，hypoxia inducible factor-1 alpha などが，脱アセチル化によって発現が抑制されている遺伝子として，estrogen receptor alpha，homeobox A10，CCAT/enhancer-binding protein (C/EBP) alpha，death receptor 6，p16^{INK4a}，p21$^{Waf1/Cip1}$，p27^{Kip1}，cell cycle checkpoint kinase (chek) 2，E-cadherin，CDH 1 が報告されている．HDAC 阻害薬も子宮内膜症治療薬となる可能性が示唆されている．

8. 細胞増殖とアポトーシス

アポトーシスは組織のホメオスタシスを維持するために必須であり，不要になった細胞を排除するための積極的な細胞死である．細胞には構造の変化，

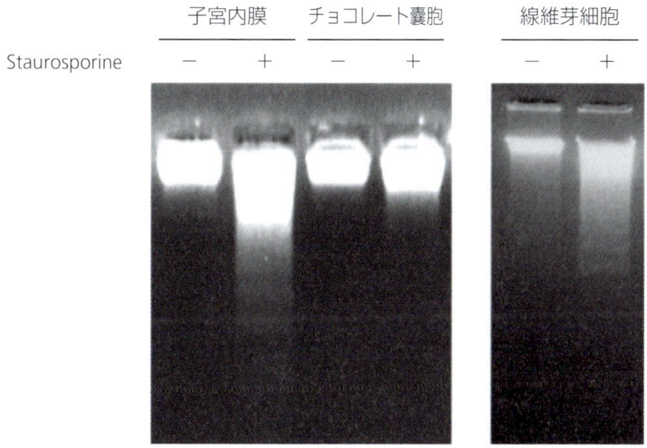

8. 細胞増殖とアポトーシス

図8-15 薬剤誘導性アポトーシスによる DNA 断片化

Staurosporine（スタウロスポリン）投与によってアポトーシスを誘導すると，子宮内膜間質細胞やコントロールの線維芽細胞では DNA の断片化が誘導された．一方で，チョコレート囊胞の間質細胞では DNA の断片化が起こらなかった．アポトーシス抵抗性を示している．

(Izawa M, et al. Hum Reprod. 2006; 21: 600-4[25])

核濃縮，DNA 断片化などが起こる．アポトーシスは，子宮内膜においても月経周期において機能層に存在する増殖停止した細胞の排除に働き生体機能の根幹をなしている[23]．子宮内膜において細胞内でアポトーシスをコントロールしている分子の発現が検討され，アポトーシス抑制因子（BCL-2）は月経前に発現が減少し，アポトーシス促進因子（BAX, Fas, FasL）は発現増強することが示されている．

逆流月経血中の子宮内膜組織が過酷な異所性環境で生存する際にアポトーシスのメカニズムが関連することが予測された．予想どおりに，子宮内膜症細胞は正所性細胞に比較して，増殖能が高くアポトーシスを起こしにくいことが判明した[21]．子宮内膜症患者の正所性子宮内膜は，子宮内膜症細胞と同様に細胞増殖能が高く，増殖能マーカーである Ki 67 などの発現も亢進していた．

私どもの検討では，子宮内膜症細胞は子宮筋腫患者の内膜細胞に比較してスタウロスポリンによる薬剤誘導性アポトーシスに抵抗性を示すことが示された[25]　**図8-15, 16**．つまり，本来の存在場所である子宮内腔から離れた過酷な環境と想像される場所で生存していくための性質を獲得していると考えら

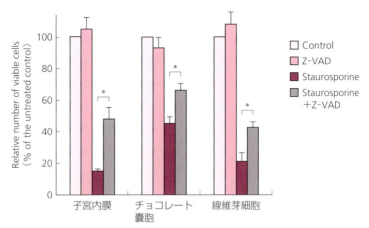

図 8-16 薬剤誘導制アポトーシスに対する Z-VAD の作用
Z-VAD（pan-caspase inhibitor）投与によってアポトーシス経路を阻害すると，スタウロスポリンによる細胞死の一部がレスキューされた．スタウロスポリンによりアポトーシスが誘導されていることと，チョコレート嚢胞の細胞ではアポトーシス抵抗性があることが示されている．
(Izawa M, et al. Hum Reprod. 2006; 21: 600-4[25])

れる．また，子宮内膜症患者の正所性子宮内膜細胞でもアポトーシス抵抗性が観察されている．患者内膜では Bcl 2，Bax，caspase-1 などのアポトーシス関連遺伝子発現の異常が報告されており，子宮内膜症細胞のアポトーシス抵抗性亢進と関連しているものと推測される[23]．

　子宮内膜症細胞では"death"シグナルが伝わりにくく，アポトーシス抑制因子が増加して促進因子が低下しているものと解される．Inhibitor of apoptosis proteins（IAPs）は，細胞内の caspase に結合してその働きを抑えてミトコンドリア依存性および非依存性のアポトーシスを抑制する．IAP ファミリーが子宮内膜症細胞において正所性内膜と比較して高発現することを示した[26]．さらに，子宮内膜症組織においても IAP ファミリーは高発現しており図8-17，IAP 抑制剤（BV6）によってマウスモデルの病変縮小効果が確認された 図8-18 [27]．一方で，IAP 抑制剤は炎症の主要なメディエーターである NFκB を抑制することで病変の縮小と抗炎症作用を有することから，新しい治療薬となる可能性が示唆されている[28]．

9. がん化

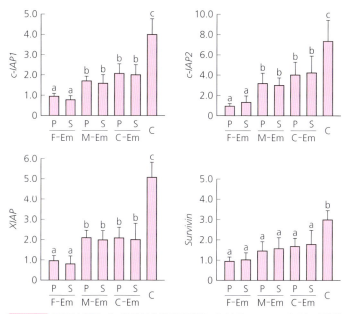

図 8-17 子宮内膜および子宮内膜症組織におけるIAPファミリー発現
IAP（inhibitor of apoptosis protein）ファミリーの遺伝子発現について，子宮内膜症のない女性の子宮内膜（F-Em），子宮筋腫患者の子宮内膜（M-Em），卵巣チョコレート嚢胞患者の子宮内膜（C-Em）および卵巣チョコレート嚢胞（C）の間で比較した．子宮内膜については増殖期（P）と分泌期（S）に分けて解析した．子宮内膜組織と子宮内膜症患者の内膜で，IAPファミリーの発現が高かった．a, b, c の異なる印のものは有意差があった（p＜0.05）．
(Uegaki T, et al. Hum Reprod. 2015; 30: 149-58[29])

9. がん化

子宮内膜症と発がんリスク

　子宮内膜症病変の中でも，卵巣チョコレート嚢胞ががん化することが指摘されて危惧されている．がん化の機序はいまだに解明されていないが，エストロゲン依存性や長期的な嚢胞内の酸化ストレスの影響による遺伝子変異の蓄積ががん化の原因と考えられている．

　これまでに，卵巣チョコレート嚢胞のがん化率は 0.7〜0.8% と報告されて

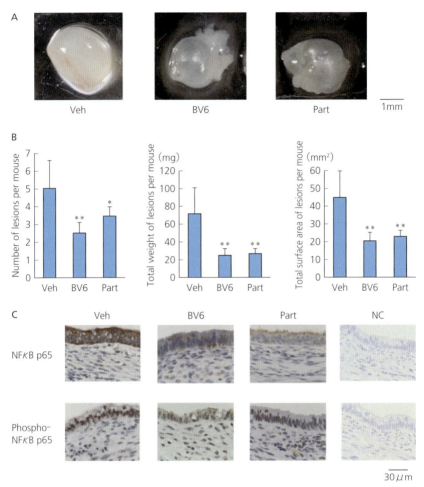

図 8-18　IAP 抑制剤の効果

A, B: IAP (inhibitor of apoptosis protein) の抑制剤である BV6 はマウス子宮内膜症病変を縮小させた.

C: BV6 は病変における NFκB の発現を抑制した. Part (parthenoride) は NFκB の抑制剤であり対照とした.

(Taniguchi F, et al. Am J Reprod Immunol. 2018; 79: e12780[28])

きた[29~31]. 卵巣癌の自然発生頻度はおよそ0.07%と推定されている. 静岡県の卵巣癌検診で最長17年間追跡した報告では, 卵巣チョコレート囊胞患者から0.72%の卵巣癌が発生した. 45歳以上で9cm以上の囊胞径を有する場合

にリスクが高かった[29]. 日産婦学会の調査では，卵巣チョコレート囊胞を有する30歳代女性では1.3％に，40歳代女性では4.1％に卵巣癌の合併を認めた. 自己申告による子宮内膜症を対象とした欧米の研究では，およそ50％の増加がみられORは1.46であった[32].

卵巣癌の組織型別発生母地

　卵巣チョコレート囊胞ががん化した場合は，他の組織型よりも緩徐に発生・発育するとされる明細胞癌と類内膜癌がほとんどである．欧米を中心に行われたメタアナリシスでは，子宮内膜症を有する女性の卵巣癌発生リスクは，子宮内膜症のない女性に比して，明細胞癌が約3倍，類内膜癌が約2倍高く，これらの強い関連を示唆している[32].

　子宮内膜症腹膜病変は骨盤内の全体にみられるが，がん化は卵巣チョコレート囊胞に多いことから，囊胞内環境ががん化に関与すると考えられている．囊胞内の古い血液に由来する鉄やヘムが蛋白，脂質や細胞膜に損傷を与えてDNA変異，遺伝子欠損やゲノム不安定性を招きがん化を誘導すると推測される．また，子宮内膜症組織における酸化ストレスの影響により生ずるARID1AやPIK3Aの遺伝子変異の蓄積などが，明細胞癌と類内膜癌の発生原因となると考えられている．漿液性および粘液性癌は，排卵後の上皮組織の欠損により生じる封入囊胞（inclusion cyst）において，その修復過程における陥入と増殖，遺伝子変異などが発生の原因となるとされてきたが，漿液性卵管上皮内癌（STIC）が腹腔に脱落し，そこに遺伝子異常が蓄積することにより発生するという説も有力となっている．

　がん遺伝子・がん抑制遺伝子といった，がんの発生・進展において直接的に重要な役割を果たす遺伝子をドライバー遺伝子とよぶ．がんの発生過程においては，ゲノム変異が起こりやすい状態（いわゆるゲノム不安定性）となるため，がんの発生には無関係な遺伝子にもランダムに変異が起こることが知られている（背景変異，あるいはパッセンジャー遺伝子とよばれる）．したがって，統計的解析によって，本物の異常（ドライバー遺伝子）と背景異常（パッセンジャー遺伝子）を区別する必要がある．ドライバー遺伝子は低分子阻害剤や抗体医薬などさまざまな分子治療の標的として有望である．最近の報告では，深部子宮内膜症(DIE)の26％で上皮成分にARID1A, PIK3CA, KRAS,

表8-4 子宮内膜症関連のがんにみられる分子異常

子宮内膜症関連の卵巣明細胞癌	子宮内膜症関連の卵巣類内膜癌
遺伝子変異 　*ARID1A* 　*PIK3CA* 　*CTNNB1* 　*PTEN*	遺伝子変異 　*PTEN* 　*CTNNB1* 　*KRAS* 　*ARID1A* 　*PIK3CA* 　*PPP2RIA*
発現の異常 　HNF-1beta＋＋ 　BAF250a－ 　Naspin A＋＋ 　ERα－　核内 　ERβ 2-細胞質 　ERβ 5-細胞質	発現の異常 　BAF250a－

(Vercellini P, et al. Perimenopausal management of ovarian endometriosis and associated cancer risk: when is medical or surgical treatment indicated? Best Pract Res Clin Obstet Gynaecol. 2018; 51: 151-68)

およびPPP2R1Aなどのがん遺伝子の遺伝子変異が発見されている[33].

　シグナル伝達経路の重要な調節因子であるホスファチジルイノシトール3-キナーゼ（PI3K）の変異が注目を集めている．PI3Kは受容体型チロシンキナーゼやRasシグナルにより活性化され，Aktなどを介してさまざまな細胞内イベントに関与する．多くのがんにおいて，PIK3CA（PI3KP110α catalytic subunit）の遺伝子増幅・発現増加が臨床検体解析により報告されてきた **表8-4**．重要な創薬標的の一つであり，すでにこの経路を抑制するような分子標的薬（PIK3CA阻害剤やmTOR阻害剤）の開発が進められている．

Memo 16 子宮内膜症におけるがん関連遺伝子変異

卵巣チョコレート囊胞はおよそ1％ががん化することがわかっている．また，PTEN，PIK3CA，ARID1Aなどの明細胞癌や類内膜癌にみられる遺伝子変異が子宮内膜症でも高頻度にみられる．子宮内膜と内膜症におけるがん関連遺伝子変異の頻度差が，個々の腺管をレーザーで切り出して全エクソームシークエンスを行って解析された[34]．

メモ図16-1 子宮内膜症と子宮内膜におけるがん関連遺伝子の解析

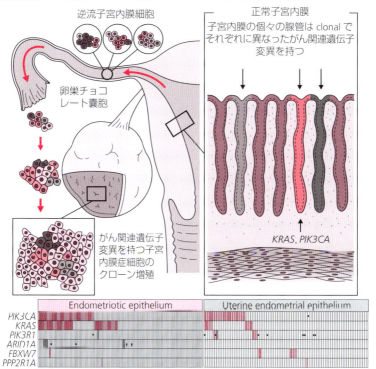

(Suda, K, et al. Cell Reports. 2018; 24: 1777-89[34])

子宮内膜の腺管は，一つ一つが単一細胞起源で発育しており，それぞれに異なる固有のがん関連遺伝子の変異を有していた　メモ図16-1．子宮内膜症の上皮においては，PIK3CA や KRAS の変異頻度が明らかに増加していた．この結果からはそれぞれに異なったがん関連遺伝子変異を持つ子宮内膜細胞が逆流して腹腔内に達する．その後，子宮内膜症病変を形成する際に異所性生存に適したクローンが生き残り生存していくために（クローン増殖），がん関連遺伝子変異の多いものが生き残りその頻度が上がるものと考察された．本研究からは，この手法を用いて遺伝子変異のクローン増殖を詳細に解析することで子宮内膜症の発生病因やがん化のプロセスに迫る可能性が示された．

📖 文献

1) 杉本　修. 子宮内膜症と子宮腺筋症: その謎解明の軌跡をたどる. 京都: 知人社; 2004.

2) Harada T, ed. Endometriosis: pathogenesis and treatment. Springer; 2014.

3) Kitawaki J, et al. Expression of aromatase cytochrome P450 protein and messenger ribonucleic acid in human endometriotic and adenomyotic tissues but not in normal endometrium. Biol Reprod. 1997; 57: 514-9.

4) Izawa M, et al. An epigenetic disorder may cause aberrant expression of aromatase gene in endometriotic stromal cells. Fertil Steril. 2008; 89: 1390-6.

5) Kitawaki J. Sex steroids and endometriosis. In: Endometriosis: pathogenesis and treatment. Springer; 2014.

6) Izawa M, et al. Molecular background of estrogen receptor gene expression in endometriotic cells. Reprod Sci. 2015; 23: 871-6.

7) Oosterlynck DJ, et al. Women with endometriosis show a defect in natural killer activity resulting in a decreased cytotoxicity to autologous endometrium. Fertil Steril. 1991; 56: 45-51.

8) Maeda N. Role of NK cells in endometriosis. In Endometriosis: pathogenesis and Treatment. Springer; 2014.

9) Harada T, et al. Role of cytokines in endometriosis. Fertil Steril. 2001; 76: 1-10.

10) Sakamoto Y, et al. Tumor necrosis factor alpha induced interleukin-8 (IL-8) expression in endometriotic stromal cells probably through nuclear factor-κB activation: gonadotropin-releasing hormone agonist treatment reduced IL-8 expression. J Clin Endocrinol Metab. 2003; 88: 730-5.

11) Takenaka Y, et al. Lipopolysaccharide promoted proliferation and invasion of endometriotic stromal cells via induction of cyclooxygenase-2 expression Fertil Steril. 2010; 93: 325-7.

12) Iba Y, et al. Lipopolysaccharide promoted proliferation of endometriotic stromal cells via induction of tumor necrosis factor a and interleukin-8 expression. Fertile Steril. 2004; 82 (Suppl 3): 1036-42.

13) Azuma Y, et al. Lipopolysaccharide promoted the development of murine endometriosis-like lesions via nuclear factor-kappa B pathway. Am J Reprod Immunol. 2017; 77: doi: 10.1111/aji.

14) Uno S, et al. A genome-wide association study identifies genetic variants in the CDKN2BAS locus associated with endometriosis in Japanese. Nat Genet. 2010; 42: 707-10.

15) Rahmioglu N, et al. Genetic variants underlying risk of endometriosis: insights from meta-analysis of eight genome-wide association and replication datasets. Hum Repord Update. 2014; 20: 702-16.

16) May KE, et al. Peripheral biomarkers of endometriosis: a systematic review. Hum Reprod Update. 2010; 16: 651-74.

17) May KE, et al. Endometrial alterations in endometriosis: a systematic review of putative biomarkers. Hum Reprod Update. 2011; 17: 637-53.

18) Santamaria X, et al. Migration of cells from experimental endometriosis to the uterine endometrium. Endocrinology. 2012; 153: 5566-74.

19) Gashaw I, et al. Induced endometriosis in the baboon (Papio Anubis) increases the expression of the proangiogenic factor CYR61 (CCN1) in eutopic and ectopic endometria. Biol Reprod. 2006; 74: 1060-6.

20) Izawa M, et al. An epigenetic disorder may cause aberrant expression of aromatase gene in endometriotic stromal cells. Fertil Steril. 2008; 89: 1390-6.

21) Hsiao KY, et al. Epigenetic regulation of the pathological process in endometriosis. Reprod Med Biol. 2017; 16: 314-9.

22) Izawa M, et al. Demethylation of a nonpromoter cytosine-phosphate--guanine island in the aromatase gene may cause the aberrant up-regulation in endometriotic tissues. Fertil Steril. 2011; 95: 33-9.

23) Harada T, et al. Apoptosis in human endometrium and endometriosis. Hum Reprod Update. 2004, 10. 29-38.

24) Gebel HM, et al. Spontaneous apoptosis of endometrial tissue is impaired in women with endometriosis. Fertil Steril. 1998; 69: 1042-47.

25) Izawa M, et al. Drug-induced apoptosis was markedly attenuated in endometriotic stromal cells. Hum Reprod. 2006; 21: 600-4.

26) Watanabe A, et al. The role of surviving in the resistance of endometriotic stromal cells to drug-induced apoptosis. Hum Reprod. 2009; 24: 3172-79.

27) Uegaki T, et al. Inhibitor of apoptosis proteins (IAPs) may be effective therapeutic targets for treating endometriosis. Hum Reprod. 2015; 30: 149-58.

28) Taniguchi F, et al. Inhibition of IAP (inhibitor of apoptosis) proteins represses inflammatory status via nuclear factor-kappa B pathway in murine endometriosis lesions. Am J Reprod Immunol. 2018; 79: e12780.

29) Kobayashi H, et al. Risk of developing ovarian cancer among women with ovarian endometrioma: a cohort study in Shizuoka, Japan. Int J Gynecol Cancer. 2007; 17: 37-43.

30) Nishida M, et al. Malignant transformation of ovarian endometriosis. Gynecol Obstet. 2000; 50: 11-7.

31) Corner Jr GW, et al. Ovarian carcinoma arising in endometriosis. Am J Obstet Gynecol. 1950; 59: 760-74.

32) Pearce CL, et al. Association between endometriosis and risk of histological

subtypes of ovarian cancer: a pooled analysis of case-control studies. Lancet Oncol. 2012; 13: 385-94.
33) Anglesio MS, et al. Cancer-associated mutations in endometriosis without cancer. N Engl J Med. 2017; 376: 1835-48.
34) Suda K, et al. Clonal expansion and diversification of cancer-associated mutations in endometriosis and normal endometrium. Cell Reports. 2018; 24: 1777-89.

索　引

■ あ行

アセチル化	186
アポトーシス	144, 146, 162, 186
アポトーシス促進因子	187
アポトーシス抑制因子	187
アラキドン酸カスケード	143
アルコール固定術	112, 148
アロマターゼ	163, 164, 185
アンドロゲン活性	126
アンドロゲン作用	109
移植説	22, 26, 35, 37, 38
一塩基多型	173
遺伝子多型	175
遺伝的要因	173
イレウス	5
インターロイキン	168
インプリンティング	184
ウォルフ管の遺残	23
エコチル調査	64
エストラジオール	150
エストロゲン	31, 114, 164
エストロゲン依存性	137, 149, 163
エストロゲン依存性疾患	13
エストロゲン欠乏	138
エストロゲン受容体	163, 166
エストロゲン抑制	138
エチニルエストラジオール	115
エピジェネティクス	173, 184
エラゴリクス	141
炎症	141
進展	143
増悪	143
延長周期	117

黄体ホルモン剤	135

■ か行

改善率	115, 129
ガイドライン	92
解剖学的異常	92
家系内集積	173
下垂体	144
下垂体前葉	136
化生説	22, 35
過多月経	47, 56, 110
合併症	110, 113
カニクイザル	126
下腹痛	129
顆粒膜細胞	97
がん化	65, 69, 189
肝機能異常	140
肝機能障害	109
環境汚染物質	39
環境ホルモン	39, 40
幹細胞	30
感受性遺伝子	175
癌肉腫	69
漢方薬	114
器質性月経困難症	56
稀少部位内膜症	4
偽妊娠療法	109
機能性月経困難症	56
凝固	111
凝固異常	140
筋層内	51
クロマチン構造	186
桂枝茯苓丸	114
継続日数	119

197

索引

経腟超音波断層法	75	ジエノゲスト	6, 10, 48, 94, 109, 120, 126, 128, 152
血管新生	141	ジェミーナ	125
月経血逆流	22, 30, 37	自覚症状	129
月経血量	145	色調	102
月経困難症	47, 56, 104, 110, 128	子宮異常収縮	145
月経困難症患者	123	子宮可動性の制限	129
月経困難症スコア	116, 125, 133, 135	子宮筋腫	149
月経随伴気胸	9	子宮収縮	144
月経前不快気分障害	118	子宮腺筋症	35
月経痛	56	サブタイプ	51
月経痛スコア	10	子宮摘出術	50
血栓症	109	子宮内圧	144
ゲノム不安定性	191	子宮内避妊システム	130
ゲノム変異	191	子宮内膜異常	62
ゲノムワイド関連解析	173	子宮内膜症	149
抗アンドロゲン作用	117	左右の分布差	37
抗炎症作用	114	症状	56
光学異性体	133	子宮内膜症間質細胞	168
後期第 2 相試験	129	子宮内膜症モデル	126
抗ゴナドトロピン作用	133	子宮内膜の萎縮	125
好中球遊走	168	思春期	104
更年期様症状	129, 138	視床下部	144
抗ミネラルコルチコイド作用	117	至適エストロゲン濃度	149
抗ミューラー管ホルモン	31, 97	シトシン	184
高用量ステロイド療法	31	ジドロゲステロン	108, 125, 128, 133, 136
ゴセレリン	109, 138	脂肪抑制法	76
骨盤内環境	92	射精管	31
骨密度の低下	130	周期投与	94, 117, 120
骨量減少	138	手術療法	108, 110, 112
ゴナドトロピン	136, 137	術後妊娠率	148
コラーゲン産生	19	術後薬物療法	94
		受容体型チロシンキナーゼ	192
■ さ行		受療患者数	44
サイトカイン	168	受療率	14
再発	94, 99, 148	常位胎盤早期剝離	64
酢酸メドロキシプロゲステロン	128	漿液性卵管上皮内癌	191
産科合併症	64	蒸散	111
酸化ストレス	189		

索引

少子化	99
上皮性卵巣癌	84
小胞状卵胞	97
初経前の子宮内膜症	38
神経線維	147
神経線維数	144
人工授精	93
深部子宮内膜症	
	3, 74, 80, 90, 99, 112, 134
深部静脈血栓症	123
スタウロスポリン	187
頭痛	129
スピロノラクトン	126
スプレキュア	155
精管	31
性器出血	129, 132
性交痛	57, 128, 129
正所性内膜	144, 164, 176
生物学的作用	135
性ホルモン作用	141
赤色病変	38, 102, 111
切迫早産	64
切迫流産治療	136
線維化	16, 18, 141
線維化病変	18
前期破水	64
腺筋症核出術	50
腺筋症様病巣	3
選択的ホルモン受容体調節役	142
前置胎盤	64
全般改善度	129
増殖	141
増殖能	144

■ た行

第3相試験	123, 129
ダイオキシン	39, 40
体腔上皮	84
対照薬	129

対症療法	114
胎生組織遺残説	31, 32
タイミング療法	93
多因子疾患	175
他覚所見	129
ダグラス窩の硬結	74, 115, 129
多臓器損傷	110
脱アセチル化	186
脱メチル化剤	185
脱落膜	163
脱落膜化	125
ダナゾール	108, 109, 125, 126, 140
ダブルダミー法	129
男性子宮内膜症	30
男性ホルモン作用	140
腸管子宮内膜症	5, 6
腸管切除	113
長期投与試験	115, 129, 131, 155
長期薬物療法	104
直接浸潤説	35
直腸診	74
直腸腟内膜症	113
チョコレート嚢胞	76, 91, 94
治療濃度域	150, 151
鎮痛作用	114
低エストロゲン作用	140
ディナゲスト	152, 153
低用量エストロゲン・プロゲスチン	
製剤	114
低用量経口避妊薬	114, 144
デソゲストレル	128
鉄	191
電気焼灼	109
点状出血	119
当帰芍薬散	114
ドライバー遺伝子	191
ドロスピレノン	110, 117

199

索引

な行

内因性	51
内診時疼痛	129
ナファレリン	109, 138
二重盲検 RCT	129
ニボー所見	5
乳がん	149
尿意切迫感	10
尿管内膜症	9
妊娠異常	64
妊孕性改善	94
妊孕能温存	104
妊孕能低下	148
嚢胞吸引	112, 148
嚢胞径	148
嚢胞径増大	69
嚢胞数	148
嚢胞摘出	94, 148
嚢胞摘出術	67, 95, 96, 109, 111
嚢胞壁凝固	94
嚢胞壁焼灼	148
ノルエチステロン	115, 128
ノルテストステロン	125
19-ノルテストステロン	126

は行

バイオマーカー	176, 180
肺内膜症	9
排尿痛	10
排便痛	58, 129
排卵誘発	93
排卵抑制作用	133
発生仮説	22
発生機序	100, 104
発生時期	102
パッセンジャー遺伝子	191
晩婚化	15, 99
被験者の印象	132

ヒストン	186
化学的修飾	184
ヒストン H3	186
ヒヒ	176
皮膚	8
病理	16
非劣性試験	155
封入嚢胞	191
腹腔鏡下手術	91, 108
腹腔鏡検査	128
腹腔内貯留液	168
副作用	119, 131
腹膜病変	36, 102, 111
不正出血	56, 116, 129, 153, 154
ブセレリン	109, 129, 138
不妊	50, 58
プラセボ	115, 129
プラセボ対照試験	155
フレアーアップ	150
フレックス	117, 119
プロゲスチン	
	110, 114, 123, 125, 133, 153
プロゲステロン	125, 126
プロゲステロン活性	126
プロスタグランディン	144, 171
壁在結節	69
ペプチドホルモン	136
ヘム	191
膀胱鏡検査	10
膀胱子宮内膜症	9, 10
膀胱痛	10
ホスファチジルイノシトール 3-	
キナーゼ	192
ほてり	129
ポリ塩化ビフェニル	40
ホルモン依存性	162
ホルモン療法	114

ま行

マウス	176
前向き観察試験	130
マクロファージ	167, 168
慢性骨盤痛	38, 58, 133, 134
ミューラー管	31
ミューラー管遺残説	23, 29
無作為化比較	114
明細胞癌	66, 69, 191
メタアナリシス	96
メチル化	184
メトヘモグロビン	77
免疫機構の破綻	167
免疫調節	141

や行

ヤーズ	124
ヤーズフレックス	124
薬物療法	90, 108, 112, 114, 142
有機塩素系化学物質	40
有機塩素系農薬	40
癒着剥離	111
癒着剥離術	109
腰痛	129
予防	102

ら行

ライフスタイル	99
卵巣外の偽嚢胞	100
卵巣癌	67
卵巣癌検診	190
卵巣機能温存	112
卵巣チョコレート嚢胞	4, 27, 67, 68, 91, 100, 104, 115, 148
体積	115
卵巣表層上皮の迷入	100
卵巣予備能	90, 94, 96, 97
卵胞	96

リスク因子	15
流産	50
リュープロレリン	109, 138
臨床子宮内膜症	74
臨床症状	140
類内膜癌	66, 68, 69, 191
ルナベル	123
レボノルゲストレル	123, 128
レボノルゲストレル含有子宮内システム	110, 130
レルゴリクス	142
連続投与	110, 117, 119, 122, 123
効果	122
ロボット手術	111, 113

A

acquired dysmenorrhea	57
add back 療法	150
adenomyoma	24, 35
adenomyosis externa	3
Akt	192
anti mullerian hormone（AMH）	97, 148
antral follicle count（AFC）	148
ARID1A	191
ART	93
asoprisnil	142
5-Aza-dC	185

B

BAX	187
BCL-2	187
Beecham 分類	79
Black	111
blueberry spot	3
buserelin	138
BV6	188

索引

C

CA19-9	78
CA125	69, 78, 84
caspase	188
CCAT/enhancer- binding protein (C/EBP) alpha	186
CDH 1	186
cell cycle checkpoint kinase (chek) 2	186
chronic pelvic pain	58
clear	111
coelomic epithelium	84
Combined 法	112
cortical invagination	104
COX (cyclooxygenase) 2	171, 186
CpG 配列	184
Cullen	23, 35

D

danazol	140
death receptor 6	186
"death" シグナル	188
deep infiltrating endometriosis (DIE)	3, 80, 90, 99, 112
deep vein thrombosis (DVT)	123
Dienogest (DNG)	152
disc resection 法	113
DNA methyltransferase (DNMT)	184
DNA 断片化	187
DNA 変異	191
DNA メチル化	180, 184
DNMT1	185
DNMT3A	185
DNMT3B	185
DNMT 阻害薬	186
down regulation	137
drospirenone (DRSP)	117

E

dydrogesterone (DYD)	133
E2	150
E-cadherin	186
E-cadherin, homeobox A10 (HOXA10)	186
EE＋DRSP	119, 121, 122
EFI	85
Elagolix	150
ELISA 法	162
endometriosis	26
Endometriosis Fertility Index (EFI)	83
endometriotic stromal cells (EmSC)	168
Enzian 分類	80
epithelial mesenchymal transition (EMT)	19
eragolix	141
estrogen receptor alpha (ERα)	166, 186
estrogen receptor beta (ERβ)	166, 186
17α-ethinyltestosterone	140
ethynyl estradiol	115
excisional surgery	99
extra-ovarian pseudocyst	104
extrinsic	51

F

Fas	187
fibroblast-to-myofibroblast transdifferentiation (FMT)	19
fibrosis	16, 18
frozen pelvis	79

G

G protein-coupled estrogen

receptor 186
genome-wide association study
　(GWAS) 173
GnRH アゴニスト　48, 90, 94, 109,
　　　125, 133, 136, 137, 154
GnRH アンタゴニスト　137, 141, 150
GnRH 受容体 137
gonadotropin releasing hormone
　agonist（GnRHa） 136
goserelin 138

H

H4 186
HDAC 阻害薬 186
histone acetyltransferase 186
histone deacetylase（HDAC） 186
homeobox A10 186
17beta-hydroxysteroid
　dehydrogenase typeⅡ 186
hypoxia inducible factor-1 alpha
186

I

IAP 抑制剤 188
IL-8 168
inclusion cyst 191
inhibitor of apoptosis proteins（IAPs）
188
interleukin（IL） 168
intramural 51
intrinsic 51
invisible microscopic endometriosis
　(IME) 38
IVF/ICSI 90
IκB 171

J・K

Johns Hopkins 35
junctional zone 52

Kelly 35
Ki67 187
kissing ovary 75

L

LEP 製剤 93
LEP 連続投与法 110
levonorgestrel intrauterine system
　(LNG-IUS) 110, 130, 134
levonorgestrel（LNG） 123, 130
LF score（least function score）
83, 85
lipopolysaccharide（LPS） 172
low-dose estrogen progestin（LEP）
109, 114

M

Meyer 25
microRNA 184
mifepristone 142
miR196b 186
MPA 128
mPGES-1 143
MRI 76
mTOR 阻害剤 192
mucosal theory 24

N

nafarelin 138
natural killer（NK）細胞 167
NK 細胞 167
norethisterone 115
nortestosterone 126
Novak 35
NSAIDs 93, 114
nuclear factor-kappa B（NFκB）
168, 171
number needed to treat（NNT） 91

203

索引

O

OC	114, 144
organochlorine pesticides (OCPs)	40

P

p16^{INK4a}	186
p21$^{Wafl/Cipl}$	186
p27^{Kip1}	186
peritoneal fluid (PF)	168
PG	171
PGE2	143
PGE2 合成酵素	142
PGE2 合成酵素阻害薬	142
PGP 9.5	147
PI3K	192
PIK3A	191
PIK3CA	192
PIK3CA 阻害剤	192
polychlorinated biphenyls (PCBs)	40
premenstrual dystrophic disorder	118
progesterone receptor B (PR B)	186
prostaglandin E synthese (PGES)	142
prostaglandin (PG)	144

R

R-ASRM スコア	128
R-ASRM 分類	79
raloxifen	142
randomized controlled trial (RCT)	114
Ras シグナル	192
Recklinghausen	23
red vascular	111

Redwine	39
repeated tissue injury and repair (ReTIAR)	19
rerugolix	142
retrograde menstruation (RM)	30
reuprorelin	138
Rokitansky	23

S

Sampson	35
Sampson theory	28
Sampson-Scott 診断基準	66
selective estrogen receptor modulator (SERM)	142
selective progesterone receptor modulator (SPRM)	142
shading	76
shaving 法	113
single nucleotide polymorphism (SNP)	173
sliding test	75
smooth muscle metaplasia (SMM)	19
steroidogenic factor-1 (SF-1)	186
Surgical Arrow 法	112

T

Tanner	38
TGFbeta	19
therapeutic window	150
TNFα	171
TPCK	172
Two-step 法	112
type I 卵巣癌	66

V・W

VAS	10
VRS	115
white scar	111

著者略歴

原田　省　はらだ　たすく

鳥取大学　副学長
鳥取大学医学部附属病院　病院長
鳥取大学医学部器官制御外科学講座生殖機能医学分野（産科婦人科学）　教授

昭和 58 年　　鳥取大学医学部卒業
昭和 60 年　　英国リーズ大学留学　体外受精技術習得（4 カ月）
平成 4 年　　　大阪大学医学部内科学第三講座国内留学（1 年）
平成 5 年　　　鳥取大学医学部　講師
平成 19 年　　鳥取大学医学部　准教授
平成 20 年　　鳥取大学医学部　教授
平成 23 年　　鳥取大学医学部附属病院　病院長特別補佐，低侵襲外科センター長
平成 24 年　　鳥取大学医学部附属病院　副院長
平成 29 年～　鳥取大学　副学長
　　　　　　　鳥取大学医学部附属病院　病院長

所属学会
　日本生殖医学会（常務理事），日本産科婦人科内視鏡学会（副理事長），
　日本女性医学会（常務理事）
　Asian Society of Endometriosis and Adenomyosis（Past President），
　World Endometriosis Society（Board Member）
　Society of Endometriosis and Uterine Disorder（Board Member）
著書
　Harada T edit. Endometriosis Pathogenesis and Treatment. Springer, Tokyo 2014.

子宮内膜症の診かた，考えかた　　　ⓒ

発　　行　2019 年 4 月 15 日　　1 版 1 刷

著　　者　原 田　　省

発 行 者　株式会社　　中 外 医 学 社
　　　　　代表取締役　青 木　　滋

　　　　　〒162-0805　東京都新宿区矢来町 62
　　　　　電　　話　　03-3268-2701 (代)
　　　　　振替口座　　00190-1-98814 番

印刷・製本/三報社印刷 (株)　　〈MS・YS〉
ISBN 978-4-498-06094-4　　Printed in Japan

JCOPY ＜(社)出版者著作権管理機構　委託出版物＞

本書の無断複製は著作権法上での例外を除き禁じられています．
複製される場合は，そのつど事前に，(社)出版者著作権管理機構
(電話 03-5244-5088，FAX 03-5244-5089，e-mail: info@jcopy.
or.jp) の許諾を得てください．